Laure David
Séverine Boullier

Prévalence de l'infection par Bordetella bronchiseptica chez le chien

AF061446

Laure David
Séverine Boullier

Prévalence de l'infection par Bordetella bronchiseptica chez le chien

Etude sérologique sur les chiens des consultations d'une clinique vétérinaire

Presses Académiques Francophones

Impressum / Mentions légales

Bibliografische Information der Deutschen Nationalbibliothek: Die Deutsche Nationalbibliothek verzeichnet diese Publikation in der Deutschen Nationalbibliografie; detaillierte bibliografische Daten sind im Internet über http://dnb.d-nb.de abrufbar.

Alle in diesem Buch genannten Marken und Produktnamen unterliegen warenzeichen-, marken- oder patentrechtlichem Schutz bzw. sind Warenzeichen oder eingetragene Warenzeichen der jeweiligen Inhaber. Die Wiedergabe von Marken, Produktnamen, Gebrauchsnamen, Handelsnamen, Warenbezeichnungen u.s.w. in diesem Werk berechtigt auch ohne besondere Kennzeichnung nicht zu der Annahme, dass solche Namen im Sinne der Warenzeichen- und Markenschutzgesetzgebung als frei zu betrachten wären und daher von jedermann benutzt werden dürften.

Information bibliographique publiée par la Deutsche Nationalbibliothek: La Deutsche Nationalbibliothek inscrit cette publication à la Deutsche Nationalbibliografie; des données bibliographiques détaillées sont disponibles sur internet à l'adresse http://dnb.d-nb.de.

Toutes marques et noms de produits mentionnés dans ce livre demeurent sous la protection des marques, des marques déposées et des brevets, et sont des marques ou des marques déposées de leurs détenteurs respectifs. L'utilisation des marques, noms de produits, noms communs, noms commerciaux, descriptions de produits, etc, même sans qu'ils soient mentionnés de façon particulière dans ce livre ne signifie en aucune façon que ces noms peuvent être utilisés sans restriction à l'égard de la législation pour la protection des marques et des marques déposées et pourraient donc être utilisés par quiconque.

Coverbild / Photo de couverture: www.ingimage.com

Verlag / Editeur:
Presses Académiques Francophones
ist ein Imprint der / est une marque déposée de
OmniScriptum GmbH & Co. KG
Heinrich-Böcking-Str. 6-8, 66121 Saarbrücken, Deutschland / Allemagne
Email: info@presses-academiques.com

Herstellung: siehe letzte Seite /
Impression: voir la dernière page
ISBN: 978-3-8381-4599-0

Copyright / Droit d'auteur © 2014 OmniScriptum GmbH & Co. KG
Alle Rechte vorbehalten. / Tous droits réservés. Saarbrücken 2014

PREVALENCE DE L'INFECTION PAR *BORDETELLA BRONCHISEPTICA* CHEZ LE CHIEN : ETUDE SEROLOGIQUE SUR LES CHIENS DES CONSULTATIONS D'UNE CLINIQUE VETERINAIRE

SOMMAIRE

TABLE DES ILLUSTRATIONS..3

INTRODUCTION...5

I. Description de la trachéobronchite infectieuse et de l'un des agents majeurs responsables des signes cliniques : *Bordetella bronchiseptica* 7
   A. La trachéobronchite infectieuse, ou 'toux de chenil'..7
      1. Etiologie..7
         a) Virus..7
         b) Bactéries et mycoplasmes...8
      2. Epidémiologie..9
      3. Pathogénie...9
         a) Pathogénie virale..10
         b) Pathogénie bactérienne..10
      4. Expression clinique..12
      5. Diagnostic..13
      6. Traitements..14
      7. Prévention de la trachéobronchite infectieuse canine..............................15
         a) La prévention par la vaccination..15
         b) La vaccination par instillation intra nasale......................................16
         c) La vaccination par un vaccin injectable...17
         d) Vaccins spécifiques anti *Bordetella* mis sur le marché...................18
      8. *B. pertussis* et la coqueluche chez l'homme...19
         a) Agent de la coqueluche..19
         b) Epidémiologie de la coqueluche..20
         c) Diagnostic biologique..21
           (1) Diagnostic direct..21
           (2) Diagnostic indirect...21
         d) Autres bordetelloses chez l'homme..22
   B. Description de *Bordetella bronchiseptica*..22
      1. Caractères morphologiques, biochimiques et culturaux.........................23
      2. Historique...23
      3. Un peu de phylogénétique...24
      4. Détermination de la virulence et pathogénie...25
         a) Le lipopolysaccharide (LPS)...25
         b) Les fimbriae..26
         c) L'hémagglutinine filamenteuse (FHA)..26

  d) La pertactine 30
  e) Choix de la méthode de détection de l'infection par *B. bronchiseptica* 32
II. Enquête séroépidémiologique auprès de chiens en Midi-Pyrénées 33
 A. Matériel et méthode 34
  1. Échantillonnage des chiens 34
  2. Prélèvements et recueil de données 34
  3. Mise au point des ELISA 35
   a) Principe du test ELISA 35
   b) Protocole suivi dans cette étude 35
 B. Résultats 37
  1. Validation des tests ELISA 37
   a) Spécificité des ELISA FHA et PRN 38
   b) Sensibilité des ELISA FHA et PRN 38
  2. Prévalence et facteurs de risques de la toux de chenil 39
   a) Mise en évidence de facteurs de risque de l'infection 43
   b) Etude d'un sous-groupe de chiens dans un contexte d'épizootie 48
   c) Suivi de l'incidence de l'infection par *B. bronchiseptica* et des facteurs associés 52
III. Discussion 54
 A. Période de collecte 54
 B. Eléments de réflexion sur la méthode diagnostic employée 54
  1. Choix des contrôles et robustesse de l'ELISA 54
  2. Évaluation de la spécificité et de la sensibilité de nos tests ELISA 57
 C. Évaluation de la pertinence de nos résultats 58
  1. Prévalence de l'infection par *B. bronchiseptica* 58
  2. Évolution de la prévalence de l'infection par *B.bronchiseptica* en fonction de l'âge des individus et hypothèses concernant les modalités de transmission de la maladie 59
  3. Paramètres de la réponse humorale conférée par la vaccination 60
   a) Délai de mise en place de la réponse 60
   b) Durée de la réponse protectrice 61
 D. Discussion sur les différences entre les résultats escomptés et les résultats obtenus 62
  1. Le cas des individus n'ayant pas présenté de signes cliniques mais ayant un résultat sérologique positif 62
  2. Le cas des individus ayant présenté des signes cliniques compatibles avec la TBIC mais ayant un résultat sérologique négatif 64
CONCLUSION 67
REFERENCES 69
ANNEXES 71

TABLE DES ILLUSTRATIONS

Tableau 1: Résultats des sérologies des chiens ayant présenté récemment des signes cliniques fortement évocateurs de la trachéobronchite infectieuse..38

Figure 1 : Proportion d'animaux FHA+, PRN+, et à la fois FHA+ et PRN+ parmi l'échantillon global..40

Figure 2a : Proportion d'animaux vaccinés contre le virus parainfluenza parmi les animaux présentant des signes cliniques de trachéobronchite infectieuse..41

Figure 2b : Proportion d'animaux vaccinés contre le virus parainfluenza parmi la population totale...41

Figure 3 : Proportions des séronégativités et séropositivités pour FHA, PRN, FHA et PRN des animaux ayant présenté des signes cliniques compatibles avec la trachéobronchite infectieuse canine moins d'un mois avant le jour du prélèvement (< 1 mois), plus d'un mois avant le jour du prélèvement (> 1 mois) ou des animaux n'ayant pas présenté de tels signes cliniques..42

Figure 4 : Proportions des séronégativités et séropositivités pour FHA, PRN, FHA et PRN, en fonction du mode de vie solitaire (collectivité -) ou communautaire (collectivité +) des animaux........................43

Figure 5 : Proportions des séronégativités et séropositivités pour FHA, PRN, FHA et PRN, en relation avec des séjours en chenil (chenil +) effectués ou non effectués (chenil -) des animaux..............................44

Figure 6 : Répartition des chiens présentant un ELISA PRN+ et un ELISA FHA+, et des chiens présentant un ELISA PRN- ou un ELISA FHA- dans les quatre classes d'âge suivantes : moins de 3 mois, 3 mois-2ans, 2ans-10 ans et plus de 10 ans...45

Figure 7a: Proportions des séronégativités et séropositivités pour FHA, PRN, FHA et PRN, chez les animaux vaccinés ou non vaccinés contre *B. bronchiseptica*..46

Figure 7b : Statut sérologique des animaux vaccinés par voie intra-nasale (IN) ou sous-cutanée (SC)...47

Figure 7c : Statut sérologique des animaux non vaccinés et de ceux vaccinés depuis moins d'un mois (Vacc< 1 mois), entre un mois et un an (1 mois <vacc< 12 mois), ou depuis plus d'un an (vacc> 12 mois) au moment du prélèvement..48

Figure 8 : Proportion d'animaux FHA+, PRN+, et à la fois FHA+ et PRN+ parmi l'échantillon global, et parmi la sous-population des chiens des étudiants de l'ENVT..49

Figure 9 : Proportions des séronégativités et séropositivités pour FHA, PRN, FHA et PRN des animaux ayant présenté des signes cliniques compatibles avec la trachéobronchite infectieuse canine ou des animaux n'ayant pas présenté de tels signes cliniques..50

Figure 10a : Proportions des séronégativités et séropositivités pour FHA, PRN, FHA et PRN, chez les animaux vaccinés ou non vaccinés contre *B. bronchiseptica*..51

Figure 10b : Statut sérologique des animaux vaccinés depuis moins d'un mois, entre un mois et un an, ou depuis plus d'un an au moment du prélèvement...52

Figure 11 : Séroconversion des anticorps anti PRN sur la population globale des 21 animaux prélevés 2 fois, à 7-12 mois d'intervalle...53

La trachéobronchite infectieuse canine, plus communément appelée 'toux de chenil', est décrite comme une infection multi-factorielle de répartition mondiale, très contagieuse. Elle touche plus communément les jeunes animaux même si toutes les classes d'âge peuvent être atteintes, et les animaux vivant en collectivité. Les signes cliniques, toux et jetage nasal, frustes la plupart du temps, sont attribués à l'infection par un ou plusieurs agents bactériens et viraux qui colonisent l'épithélium du tractus respiratoire. L'agent principal responsable des signes cliniques de la maladie est une bactérie du genre *Bordetella*, *B. bronchiseptica*. Des vaccins injectables et intranasal ont été mis sur le marché contre ce pathogène et permettent d'en prévenir les signes cliniques.

L'objectif de cette enquête est de déterminer la prévalence de *B. bronchiseptica* au sein de la population de chiens de Midi-Pyrénées, par une étude sérologique permettant d'identifier les chiens possédant des anticorps spécifiques dirigés contre *B. bronchiseptica* et de relier cette prévalence à d'éventuels facteurs de risques de la maladie. Nous nous sommes aussi attachés à étudier l'impact de la vaccination sur la diminution des signes cliniques ou du portage asymptomatique, par la mise en place d'une réponse immunitaire à médiation humorale protectrice.

La première partie de ce manuscrit est consacrée à la présentation de la maladie et de *B. bronchiseptica*, puis l'étude à proprement parler est décrite : technique utilisée, méthode de prélèvement, choix des antigènes, résultats obtenus et discussion.

Dans ce travail, sur un panel de 160 individus, la prévalence de l'infection par *B.bronchiseptica*, clinique ou silencieuse, est évaluée entre 18,1% et 21.25%. Elle est croissante avec l'âge de l'animal. L'épidémiologie de l'infection par *B.bronchiseptica* est différente de l'épidémiologie de la maladie qu'elle provoque. La vie en collectivité constitue un facteur de risque. La vaccination, aussi bien intra nasale que systémique induit la production d'anticorps, et ces anticorps sont protecteurs car ils permettent de prévenir les signes cliniques de la toux de chenil. Ces résultats sont cohérents avec la littérature ; en revanche, certaines de nos données ne peuvent être interprétées de façon certaine, de par les techniques et les moyens mis en œuvre. Ainsi, de nombreuses perspectives sont envisageables pour continuer le projet.

I. Description de la trachéobronchite infectieuse et de l'un des agents majeurs responsables des signes cliniques : *Bordetella bronchiseptica*

A. La trachéobronchite infectieuse, ou 'toux de chenil'

La trachéobronchite infectieuse canine, plus communément appelée 'toux de chenil', est décrite comme une infection respiratoire aiguë, hautement contagieuse, et caractérisée par l'apparition soudaine d'une toux plus ou moins expectorante et d'un jetage nasal et oculaire. Son apparition est multi-factorielle (fréquence d'exposition aux pathogènes, stress physiologique, susceptibilité intrinsèque de l'hôte, statut immunitaire...) (Jinyong, Xiaoli et al. 2011). Les signes cliniques sont attribués à l'infection par un ou plusieurs agents bactériens et viraux qui colonisent l'épithélium des cavités nasales, du larynx, de la trachée, des bronches, des bronchioles, et même de l'interstitium pulmonaire. Des vaccins sont disponibles pour la plupart des agents responsables de la toux de chenil.

1. Etiologie

La trachéobronchite infectieuse canine est causée par un ou plusieurs agents infectieux à savoir : l'adénovirus canin de type 2 (mis en évidence dans 2,9% des cas de toux de chenil), le virus parainfluenza (7,4%), le coronavirus respiratoire canin (4,4%), et *Bordetella bronchiseptica* (10,3%). La plupart du temps aucun agent n'est identifié. Lorsque les signes cliniques sont dus à une multi-infection, les complications sont plus fréquentes (M. Mochizuki et al. 2008 ; Ellis, Anseeuw et al. 2011).

a) Virus

Le virus parainfluenza canin est le virus le plus fréquemment isolé du tractus respiratoire de chiens atteints de trachéobronchite infectieuse. Sa répartition est mondiale.

L'adénovirus canin de type 2 est responsable de laryngotracheites infectieuses. Sa colonisation se limite à l'arbre respiratoire supérieur et se caractérise par de la toux.

Un autre virus à prendre en compte même s'il n'est pas considéré comme un agent primaire de toux de chenil, car il agit en synergie avec le virus parainfluenza et *Bordetella bronchiseptica*, est le virus de la maladie de Carré. Il cause des infections systémiques aiguës ou subaiguës, ainsi que des infections de l'arbre respiratoire profond.

D'autres virus ont été mis en évidence sur des animaux atteints de trachéobronchites infectieuses : l'herpès virus canin, les réovirus 1, 2 et 3, mais ils ne sont pas considérés comme des agents responsables des signes primaires de toux de chenil (Quinn et al. 2002; Quinn et al. 2003; C.L. Gyles et al. 2004 ; Ellis et al. 2011).

b) **Bactéries et mycoplasmes**

Bordetella bronchiseptica est un des principaux agents étiologiques de la trachéobronchite infectieuse canine. Des centaines d'isolats de *B. bronchiseptica*, avec des profils de virulence et de pathogénicité variables, ont été isolés à partir de chiens. D'autres espèces peuvent être infectées par *B. bronchiseptica*, notamment les chatons ayant déjà une infection aiguë par l'herpès virus 1 ou un calicivirus.

D'autres bactéries en cause dans la toux de chenil incluent les *Streptococcus* sp, *Pasteurella* sp, *Pseudomonas* et des coliformes. Même si ces bactéries sont considérées comme des pathogènes opportunistes, ces infections secondaires sont la cause de sérieuses complications.

Les *Mycoplasmas* sont des agents procaryotes souvent retrouvés dans le mucus nasopharyngé et nasotrachéal de chiens et de chats en bonne santé. La présence de *Mycoplasma* sur des échantillons prélevés au niveau du tractus respiratoire profond est souvent associée à des pneumonies (C.L. Gyles 2004 ; Green 2006).

2. Epidémiologie

La trachéobronchite infectieuse canine est une maladie infectieuse de répartition mondiale, qui touche plus communément les jeunes animaux même si toutes les classes d'âge peuvent être atteintes, et les animaux vivant en collectivité (chasse en meute, hospitalisation, agility, séjour en chenil, etc...) auquel cas les infections cliniques peuvent prendre une allure d'épizootie (Biins 1998 ; Green 2006). On la considère comme la pathologie infectieuse respiratoire la plus fréquente chez le chien. Il s'agit d'une pathologie à forte morbidité mais faible mortalité. Les complications sont rares. En revanche lorsque la trachéobronchite infectieuse prend une allure épizootique dans une situation de regroupement de chiens, elle peut devenir difficile à maîtriser du fait de la réintroduction de nouveaux agents de l'environnement charriés par des nouveaux entrants (Mattoo 2005).

3. Pathogénie

Une quantité minimale d'agents infectieux est nécessaire pour provoquer la maladie : des études ont montré qu'en fonction de la dose de *Bordetella* introduite dans les cavités nasales de rongeurs de laboratoire, soit les bactéries sont détruites, soit leur aire de répartition est limitée aux cavités nasales, soit leur croissance s'étend au-delà des cavités nasales vers la trachée et l'arbre respiratoire inférieur. Cette quantité dépend de plusieurs facteurs : le site de dépôt initial de l'agent lors de la contamination, les défenses naturelles et acquises de l'hôte, la virulence intrinsèque de l'agent infectieux, et les conditions environnementales (Nelson 2009).

En effet, la température, l'humidité, la teneur en ammonium de l'air, la ventilation, la poussière, la densité en animaux sont autant de facteurs qui peuvent favoriser l'apparition de la toux de chenil, car ils génèrent une inflammation non spécifique de l'arbre bronchique, et un stress physiologique chez l'animal, ce qui a pour conséquence de diminuer le seuil d'agents infectieux requis pour voir apparaître les signes cliniques, et augmenter la vitesse d'évolution de la maladie au sein d'une population ainsi que la sévérité des symptômes (C.L. Gyles 2004 ; Nelson 2009).

Les chiens contractent la toux de chenil par contact direct ou indirect avec un chien infecté, principalement par des gouttelettes infectieuses. La colonisation est initiée au niveau de l'arbre bronchique supérieur, puis, si les conditions le permettent, *Bordetella bronchiseptica* migre vers l'arbre bronchique inférieur (Nelson 2009).

a) Pathogénie virale

Les infections par le virus parainfluenza sont typiquement limitées au tractus respiratoire supérieur. Les infections du larynx peuvent provoquer un œdème et de la toux. Les lésions trachéales induites par ce virus promeuvent les infections secondaires. La période d'incubation est de 3 à 10 jours, et le virus est sécrété entre 6 et 8 jours post infection.

L'infection par l'adénovirus canin 2 s'initie par contact oronasal. Le virus se réplique dans l'épithélium de la muqueuse nasale, du pharynx, des cryptes des amygdales, de la trachée, des bronches, et des cellules non ciliées de l'épithélium bronchiolaire. L'infection est souvent de courte durée (3-6 jours) et sans signes cliniques (Quinn 2002 ; Nelson2009).

b) Pathogénie bactérienne

Pendant une période d'incubation d'environ 6 jours, *Bordetella bronchiseptica* colonise l'épithélium cilié des voies aériennes. La bactérie se fixe aux cellules épithéliales ciliées par des molécules d'adhésion, et une fois ancrée, *Bordetella bronchiseptica* est résistante à la destruction et inhibe la phagocytose grâce à des toxines. Les bactéries se répliquent, et l'infection progresse par une extension directe via l'invasion des cellules adjacentes. Ces bactéries étant pourvues de fimbriae qui reconnaissent des récepteurs spécifiques de l'épithélium cilié, elles peuvent aussi s'y déplacer et coloniser des tissus particuliers où elles produisent des exotoxines et des endotoxines qui affectent l'intégrité et la fonctionnalité de l'épithélium cellulaire et réduisent les capacités de l'hôte à éliminer l'agent pathogène. Ainsi, chez les animaux qui sont infectés par une forte charge bactérienne, l'escalator mucociliaire est affaibli, les cellules ciliées voient leur motilité réduite. Ceci provoque une diminution des défenses naturelles de l'arbre respiratoire supérieur, et entraine un risque accru de colonisation de l'arbre inférieur et du poumon par *Bordetella bronchiseptica* et d'autres bactéries, avec l'apparition de pneumonies secondaires... De plus, *Bordetella bronchiseptica* a la capacité de pénétrer à l'intérieur des cellules et peut de cette façon provoquer une infection persistante (Green 2006).

En coinfection avec *B. bronchiseptica*, plusieurs espèces de Mycoplasma ont été mises en évidence dans des cas de pneumonies sévères chez le chien (C.L. Gyles 2004).

Les lésions sont généralement discrètes chez les animaux qui guérissent de la toux de chenil. Dans les cas sévères, il est possible de voir un écoulement mucopurulent dans les voies aériennes, ainsi qu'un collapsus trachéal. Une bronchopneumonie secondaire peut être diagnostiquée par radiographie. La colonisation bactérienne de l'épithélium bronchique en provoque des modifications morphologiques, qui dépendent de la charge et de la virulence de la bactérie. L'épithélium peut ainsi se retrouver infiltré par des granulocytes neutrophiles, avec éventuellement des zones éparses de cellules épithéliales cubiques dépourvues de cils, voire subir une métaplasie squameuse et une exsudation de cellules neutrophiles dans les voies aériennes. Lorsque l'infection par *Bordetella bronchiseptica* est bien installée, l'épithélium contient un nombre croissant de cellules sécrétrices de mucus. Des lésions de la sous-muqueuse peuvent apparaître, elles sont liées à des infiltrations de cellules neutrophiles, et peuvent aussi induire des hyperplasies vasculaires. Le tissu lymphoïde associé aux muqueuses est souvent hypertrophié (Mattoo 2005 ; Nelson 2009).

4. Expression clinique

Les agents responsables de la toux de chenil - la plupart du temps il s'agit de *B. bronchiseptica* et du virus parainfluenza - sont localisés au niveau de la sphère respiratoire. La plupart des trachéobronchites infectieuses canines sont subcliniques, ou avec une clinique fruste : une légère toux (71,4% des cas), souvent productive, sur des animaux qui sont par ailleurs dynamiques et sains, après 3 à 10 jours d'incubation selon les agents mis en cause (P.J.Quinn 2002). Chez les animaux les plus sensibles, elle peut provoquer une toux quinteuse productive ou non productive, d'apparition soudaine, qui est exacerbée à l'effort. La maladie se résout la plupart du temps sans complication ni maladie systémique. Cependant, il a été montré que l'infection par *Bordetella bronchiseptica* pouvait être associée à des bronchites chroniques (P.J.Quinn 2003; Bonagura 2009; Nelson. 2009; Ellis, Anseeuw 2011). Quelques chiens, souvent les jeunes et les individus immunodéprimés, peuvent même montrer des signes de dyspnée (28,6% des cas), de détresse respiratoire, de perte de poids, d'anorexie (14,3% des cas), de léthargie, d'épisodes fébriles (42,9% des cas), de diarrhée, ou de pneumonies ou bronchopneumonies secondaires. Dans ce cas, les symptômes perdurent pendant plusieurs semaines et le pronostic vital est engagé car il n'est pas rare que des animaux trépassent des suites d'une pneumonie (Mattoo et al. 2005 ; C.L. Gyles 2004).

Les chiens immunocompétents développent une réponse immunitaire efficace contre *Bordetella bronchiseptica* et les signes cliniques disparaissent en quelques jours. La plupart des animaux infectés se débarrassent totalement de la bactérie en quelques semaines et sont protégés de l'infection pendant au moins plusieurs mois (Nelson 2009).

Les mécanismes de la réponse immunitaire acquise et la nature des antigènes protecteurs sont mal connus ; cependant il semblerait que les anticorps des muqueuses jouent un rôle majeur dans la protection contre la réinfection de l'arbre respiratoire profond. Les anticorps sériques ont aussi leur importance. Les mécanismes de l'élimination bactérienne liés aux anticorps ne sont pas connus (S.L. Hodder 2000 ; Ellis 2001 ; Kirimanjeswara 2003).

5. Diagnostic

Le diagnostic de la trachéobronchite infectieuse canine se fait sur la base des signes cliniques, de l'historique récent de l'animal (il faut prendre en compte la possibilité d'une exposition à la trachéobronchite auprès d'autres chiens), et de son statut vaccinal. En cas d'échec thérapeutique, il est pertinent d'effectuer des radiographies thoraciques, et une analyse cytologique (rechercher l'exsudation de granulocytes neutrophiles) et bactériologique (culture de *B.bronchiseptica*) du liquide broncho-alvéolaire. Le cliché de radiographie thoracique est typiquement normal en cas de trachéobronchite infectieuse sans complication, alors qu'il est modifié en cas de surinfection ; c'est donc la seule indication pour laquelle il est pertinent (Nelson 2009).

La sérologie peut être intéressante, si le statut vaccinal de l'animal est connu, pour rechercher les traces d'une infection virale ou bactérienne (Quinn 2002).

Du fait de la flore résidente dans les cavités nasales et oropharyngées, un prélèvement par écouvillon à ce niveau ne permet pas de mettre en évidence un germe qui pourrait être une origine primaire ou secondaire de la trachéobronchite infectieuse, à l'inverse d'un prélèvement au niveau trachéal ou broncho alvéolaire. Bien que très rarement pratiqué en routine, il est possible d'effectuer une culture virale pour rechercher le virus parainfluenza ou l'adénovirus canin 2, à partir de tels écouvillonnages (Green 2006; Nelson 2009).

Un bilan biochimique et hématologique de l'animal ne permettra pas d'établir un diagnostic de certitude mais d'évaluer son état de santé (Nelson2009).

6. Traitements

Les chiens qui ont contracté la trachéobronchite infectieuse doivent être laissés au repos pendant une semaine, afin de limiter l'irritation des voies aériennes, d'origine tussigène.

Des anti-tussigènes (butorphanol ou hydrocodonebitartrate) peuvent en plus être prescrits, seuls ou en association avec des bronchodilatateurs (aminophylline, terbutaline), si l'animal n'a pas une toux productive. Il faut savoir qu'une utilisation intensive ou prolongée de telles molécules peut compromettre la ventilation pulmonaire et en réduire les expectorations, ce qui diminue l'élimination des agents pathogènes (Bonagura 2009).

En théorie, les antibiotiques ne sont pas indiqués pour la plupart des chiens, car la toux de chenil se résout la plupart du temps d'elle-même. En pratique, des antibiotiques sont souvent prescrits à but thérapeutique, du fait de l'implication de *Bordetella bronchiseptica* dans l'infection primaire, même si aucun protocole n'a été prouvé comme efficace, et à but préventif pour anticiper les surinfections. Les familles les plus indiquées sont les fluoroquinolones car elles atteignent des concentrations élevées dans les sécrétions respiratoires, mais elles sont à réserver en seconde intention (Bonagura 2009). L'association amoxicilline/ acide clavulamique est aussi efficace contre *Bordetella bronchisepticain vitro*, mais les concentrations atteintes dans les voies respiratoires par ces molécules sont insuffisantes pour obtenir un effet thérapeutique. Un bon compromis semble être d'utiliser du triméthoprim-sulfonamide. La durée d'administration des antibiotiques doit être de 5 jours après disparition des signes cliniques, ou d'au minimum 14 jours. Du fait de la prescription intensive des antibiotiques en traitement des infections à *B. bronchiseptica*, de plus en plus d'isolats sont résistants à une large gamme d'antibiotiques (Nelson 2009).

L'administration de gentamicine par nébulisation peut être envisagée dans les cas réfractaires de la maladie. On observe une nette diminution de la sévérité des signes cliniques ; il faut dans ce cas prendre garde aux risques de bronchospasmes qui sont des effets secondaires des nébulisations chez le chien, ils peuvent être anticipés par une administration de bronchodilatateurs (Bonagura 2009; Nelson 2009).

Les glucocorticoïdes ne doivent pas être prescrits dans le cadre d'un traitement d'une toux de chenil. En effet, même si la prednisolone est efficace pour diminuer la toux dans les cas classiques de trachéobronchite infectieuse canine, elle ne permet pas de diminuer la durée des signes cliniques (Bonagura 2009).

Il n'est pas non plus intéressant de prescrire des traitements anti-viraux, des expectorants, ou de vacciner par un vaccin intra nasal thérapeutique.

Le pronostic de la trachéobronchite infectieuse sans complication est excellent (Bonagura 2009; Nelson 2009).

7. Prévention de la trachéobronchite infectieuse canine

L'infection peut être prévenue en minimisant les contacts des chiens à risques avec d'autres chiens : *Bordetella bronchiseptica* persiste jusqu'à 3 mois dans les voies respiratoires d'un chien qui a été contaminé. Pour cette raison ces animaux ne doivent pas être mis au contact de jeunes chiens ou de chiens immunodéprimés (Nelson2009).

L'immunité naturelle après guérison d'une trachéobronchite infectieuse a une durée d'environ 2 ans pour le virus parainfluenza, et d'au moins 6 mois pour *B. bronchiseptica*. Cependant, ces données sont très variables d'un individu à l'autre (statut sanitaire, âge…), des souches mises en cause, et des réexpositions éventuelles (Green 2006).

a) La prévention par la vaccination

La vaccination est un moyen médical de prévenir l'apparition des signes cliniques de trachéobronchite infectieuse canine.

Des vaccins injectables (inactivés) et par instillation intranasale (atténués) ont été mis sur le marché pour les 3 principaux agents de la toux de chenil. La vaccination contre le CAV-2 et contre le virus parainfluenza entre très fréquemment dans les protocoles de vaccination groupée, et la majorité des chiens en sont protégés. Mais *B. bronchiseptica* reste l'agent majeur de la trachéobronchite infectieuse et la vaccination contre ce pathogène n'est pas encore intégrée en routine dans les programmes (Bonagura 2009).

b) La vaccination par instillation intra nasale

Il faut savoir que les jeunes individus n'ont pas de système immunitaire fonctionnel, et durant les premiers mois de leur vie, ils sont protégés par des anticorps que leur a transmis leur mère. Ces anticorps d'origine maternelle sont exclusivement localisés dans le sang du jeune, et s'ils sont mis en contact avec des antigènes, dont par exemple des antigènes vaccinaux, ils vont aboutir à leur destruction sans que le système immunitaire du jeune n'ait été stimulé. Dans ce cadre une vaccination systémique n'a alors aucune efficacité. Ceci est valable pour tous les vaccins injectables, cependant pour certaines maladies il est possible d'attendre que le jeune ait un système immunitaire fonctionnel, alors que pour d'autres pathologies il est plus urgent de protéger le jeune, car il est plus à risque. Tel est le cas pour la toux de chenil, et dans ce contexte, l'intérêt majeur de la vaccination intra nasale est qu'elle n'interfère pas avec les anticorps d'origine maternelle chez le jeune. En effet, un vaccin intra nasal, qui stimule le système immunitaire des muqueuses et non pas le système immunitaire systémique va entraîner la réaction escomptée chez l'hôte, quel que soit son âge. Cette vaccination assure une protection à 96% contre la maladie car elle provoque la production d'anticorps qui vont être sécrétés localement au niveau des muqueuses à la surface de l'arbre respiratoire, et d'anticorps systémiques (Keil 1998). De plus le vaccin est ici atténué, c'est-à-dire que les bactéries sont vivantes mais ont perdu leur pouvoir pathogène. De ce fait, il semblerait que la vaccination intra nasale soit aussi efficace par le simple fait que la bactérie d'origine vaccinale se fixe sur les parois du tractus respiratoire, empêchant de ce fait la fixation de la bactérie pathogène ; ce mode d'action vaccinal est contesté (Peters 1992). Le fait que le vaccin soit atténué confère aussi l'avantage de ne nécessiter qu'une seule administration, même en primo-vaccination (Keil 1998).

c) La vaccination par un vaccin injectable

Les vaccins injectables à base de virus parainfluenza et adénovirus canin de type 2 vivants modifiés sont indiqués pour la plupart des chiens. Certains animaux, de par leurs conditions de vie, sont plus à risques de contacter la toux de chenil. Ceux-là doivent être vaccinés en plus contre *B. bronchiseptica* pour que le protocole de vaccination soit complet et efficace. Cette vaccination supplémentaire n'empêche pas la colonisation de l'épithélium par *B. bronchiseptica* mais entraîne la protection contre les signes cliniques de la maladie et notamment diminue la desquamation de l'épithélium cilié chez 67-75% des sujets, celle-ci entrainant la toux caractéristique de la trachéobronchite infectieuse (Ellis 2002; Gyles 2004).

Plus précisément :

- La vaccination des chiots de 6 semaines, et exempts d'anticorps d'origine maternelle contre *B. bronchiseptica*, que le vaccin soit intranasal ou parentéral, est efficace pour réduire les signes cliniques associés à l'infection par *B. bronchiseptica*, dans des conditions de laboratoire.
- La vaccination de chiots séronégatifs pour *B. bronchiseptica*, par à la fois la voie parentérale et la voie intranasale, permet une protection accrue par rapport à un protocole de vaccination qui ne prend en compte qu'une seule voie. Ainsi, lorsque le risque infectieux est élevé, il est conseillé d'effectuer une primo vaccination en 3 temps : 2 fois par voie parentérale et une fois par voie intranasale.
- Sur des chiens adultes séropositifs pour *B. bronchiseptica*, l'association des 2 voies d'administration du vaccin ne permet pas d'obtenir des niveaux en

anticorps sériques plus élevés qu'une vaccination unique par voie injectable (Ellis 2001; Ellis, Krakowka 2002).

Une vaccination annuelle est conseillée pour les chiens qui sont dans un milieu exposé à *B. bronchiseptica*. La vaccination intra nasale doit être effectuée au moins 5 jours avant l'exposition à la bactérie. Les réactions post vaccinales sont peu fréquentes et très limitées (irritation locale au point d'injection ou toux et jetage nasal dans le cas du vaccin intranasal) (Ellis 2001 ; Nelson2009).

d) Vaccins spécifiques anti *Bordetella* mis sur le marché

La vaccination contre la trachéobronchite infectieuse n'est pas proposée systématiquement aux propriétaires de chiens adultes ne vivant pas en communauté, elle est par contre souvent obligatoire si l'animal est amené à séjourner dans un chenil ou s'il participe à des manifestations.

Plusieurs types de vaccins contre la toux de chenil sont proposés sur le marché : des vaccins monovalents contre *B. bronchiseptica*, des vaccins bivalents associant *B. bronchiseptica* et le virus parainfluenza canin (Pi2). Nous n'allons détailler ici que les vaccins contre *B. bronchiseptica*. Il en existe 3 actuellement commercialisés :

- Le vaccin Bronchi-ShieldND, produit par le laboratoire Fort Dodge, et qui contient une valence de *B. bronchiseptica* atténuée. Il est présent sous forme lyophilisée, non adjuvé, et il s'administre par voie intra-nasale.
- Le vaccin NobivacND KC, produit par le laboratoire Intervet ; il est bivalent : B. bronchiseptica atténuée souche B-C2 et virus Pi2 atténué souche Cornell coexistent. Il est sous forme lyophilisée, non adjuvé, et s'administre par voie intra nasale (0.4mL dans une seule narine).
- Le vaccin PneumodogND commercialisé par le laboratoire Merial, qui contient *B. bronchiseptica* inactivée à 10^9 bactéries par dose, et du virus Pi2 inactivé à

32UHA. Il est présenté sous forme liquide, adjuvé par de l'hydroxyde d'alumine, et s'administre par voie sous-cutanée.

Les bordetelloses ne touchent pas seulement les chiens et autres félidés, le genre humain est aussi un hôte privilégié d'une bactérie du genre Bordetella, *B. pertussis*, qui est responsable de la coqueluche. De la même manière que la toux de chenil atteint préférentiellement les jeunes animaux ou les animaux immunodéprimés, cette maladie concerne notamment les jeunes enfants ou les personnes enceintes ou immunodéprimées. Les similitudes tant au niveau du tableau pathologique que de la prise en charge entre ces 2 infections justifient que l'on s'attarde dans le paragraphe suivant sur la description de l'infection à *B. pertussis* chez l'homme.

8. *B. pertussis* et la coqueluche chez l'homme

a) Agent de la coqueluche

Au 19ème siècle la coqueluche était connue et abondamment décrite, mais on n'en connaissait pas la cause. L'agent de la coqueluche fut isolé par deux immunologistes *J. Bordet* et *O. Gengou* dans l'expectoration d'un nourrisson de cinq mois atteint de coqueluche, grâce à la mise au point d'un milieu particulier. Ce milieu, maintenant connu comme milieu de Bordet-Gengou, contient de l'amidon et du sang défibriné de lapin, cheval ou mouton. Rapidement, J. Bordet observe et décrit la variabilité antigénique de *B.pertussis*. Par ailleurs, J. Bordet et O. Gengou mettent en évidence la production d'une endotoxine par cette bactérie et mettent au point les conditions de production d'un vaccin coquelucheux composé de bactéries entières. La bactérie fut appelée *Haemophilus pertussis* puis *Bordetella pertussis* en l'honneur de J. Bordet (Mattoo 2005).

b) Epidémiologie de la coqueluche

Quelques décennies après l'introduction de la vaccination généralisée avec des vaccins efficaces dès 1966, on observe, parallèlement à la baisse d'incidence globale de la coqueluche, des modifications épidémiologiques. C'est ainsi que l'on a constaté une augmentation du nombre des nourrissons hospitalisés atteints de coqueluche, mais aussi une augmentation de l'incidence chez les adolescents et les adultes jeunes. En 2002, une étude menée dans la région parisienne montre que 32 % des adultes suivis pour une toux persistante de plus de 7 jours avaient eu une coqueluche confirmée au laboratoire. Ce changement d'épidémiologie ne s'est pas produit suite à une réduction de la couverture vaccinale ou à une mauvaise efficacité du vaccin à germes entiers, mais suite à une diminution progressive de l'immunité en raison de l'absence de rappels, vaccinal ou naturel. En effet, la vaccination consistait en trois injections à 2, 3, 4 mois, suivie d'un rappel à 18 mois uniquement. L'introduction d'un rappel vaccinal en 1998 entre l'âge de 11 et 13 ans et la mise sur le marché de nouveaux vaccins coquelucheux (par exemple des vaccins acellulaires) permet d'établir de nouvelles stratégies vaccinales. Un rappel vaccinal a aussi été introduit en 2004 pour les jeunes adultes en âge d'être parents qui n'ont pas reçu de vaccination au cours des dix dernières années, pour le personnel de santé en contact avec des jeunes nourrissons et pour tous les personnels de santé et tous ceux travaillant dans les collectivités de personnes âgées.

Il est essentiel d'organiser une surveillance de la maladie par la standardisation des techniques de diagnostics cliniques, bactériologiques et biologiques afin de pouvoir la contrôler (Haut conseil de la santé publique, rapport relatif à la conduite à tenir devant un ou plusieurs cas de coqueluche, 2008 et avis relatif à la stratégie vaccinale contre la coqueluche chez l'adulte dans le cadre du cocooning et dans le cadre professionnel, 2014).

c) Diagnostic biologique

En raison de l'introduction des vaccins coquelucheux de façon généralisée, et du changement épidémiologique, la coqueluche est dans notre pays souvent atypique cliniquement chez les adolescents et adultes et une confirmation biologique est nécessaire pour confirmer le diagnostic. Les diagnostics biologiques mis au point par le CNR sont de deux types :

(1) Diagnostic direct

- Isolement et identification de la bactérie au niveau d'aspirations nasopharyngées ou d'expectorations dans le cas des adultes. Ce diagnostic a été transféré dans 22 centres hospitaliers. Ce diagnostic peut être pratiqué dans les deux premières semaines de toux uniquement.

- Détection de l'ADN de la bactérie dans les mêmes prélèvements biologiques par PCR en temps réel. Le diagnostic a été transféré dans plusieurs laboratoires d'analyses de biologie médicale hospitaliers ou privés. Ce diagnostic peut être pratiqué dans les trois premières semaines de toux.

(2) Diagnostic indirect

- Détection d'anticorps anti-toxine de pertussis dans le sérum des patients par la technique ELISA. Ce diagnostic n'est réalisé que par le CNR car il n'est pas commercialisé. Il ne doit être pratiqué qu'à plus de trois semaines de toux et uniquement si le patient n'as pas eu de vaccination dans les 3 ans qui précèdent (Haut conseil de la santé publique, rapport relatif à la conduite à tenir devant un ou plusieurs cas de coqueluche, 2008).

d) Autres bordetelloses chez l'homme

Outre la surveillance de la coqueluche, le CNR assure, quand cela est possible, la surveillance des autres bordetelloses, en particulier celles dues à *Bordetella holmesii* ou *Bordetella bronchiseptica*. Le potentiel zoonotique de *B. bronchiseptica* a été investigué et il a été montré que l'homme peut être contaminé après contact avec un animal infecté. La littérature décrit plusieurs cas d'infections humaines à *B. bronchiseptica* depuis plusieurs années, les personnes à risque étant les individus immunodéprimés, sous traitement immunosuppresseur, les femmes enceintes, les individus hospitalisés et intubés, les individus avec des problèmes respiratoires pré existants… Le risque qu'un enfant ou un adulte, même ayant un facteur prédisposant à la bordetellose, contracte une telle infection via un animal domestique ou sauvage est très faible (Green 2006, Mattoo 2005).

Les nouvelles recommandations pour la conduite à tenir devant un ou plusieurs cas groupés se trouvent sur le site du Haut conseil de la santé publique.

B. Description de *Bordetella bronchiseptica*

Les membres du genre *Bordetella* sont commensaux de la membrane muqueuse du tractus respiratoire supérieur de nombreuses espèces de mammifères. Ils sont associés à des infections du tractus respiratoire. *Bordetella pertussis* est responsable de la coqueluche chez l'homme. *Bordetella bronchiseptica* est responsable de la trachéobronchite infectieuse chez le chien, et de la rhinite atrophique chez le porc. *Bordetella avium* est responsable de maladies respiratoires chez la volaille, et notamment du coryza chez la dinde. *Bordetella parapertussis* cause une pneumonie chez l'agneau. Leur durée de vie dans l'environnement est en principe courte mais ils peuvent néanmoins survivre jusqu'à 24 semaines dans des lacs ou des solutions salines (Quinn 2002 ; Mattoo 2005).

1. Caractères morphologiques, biochimiques et culturaux

Bordetella bronchiseptica est un coco bacille à gram négatif, asaccharolytique, mobile grâce à une ciliature péritriche, ou immobile. Elle est le siège d'un métabolisme oxydatif non fermentescible, ne produit pas d'indole ou de sulfites. Elle synthétise en revanche des cytochromes oxydases, des lysines décarboxylases, et des catalases. Elle ne liquéfie pas la gélatine mais alcalinise les carbohydrates ou le lait litmus. De plus elle produit une protéine bleue appelée azurine, qui peut être réduite en présence d'extraits acellulaires ou de succinate. L'azurine est supposée participer au transport d'électrons, entre le cytochrome c et la cytochrome oxydase. Les besoins nutritifs de toutes les espèces de *Bordetella* sont similaires : elles ne nécessitent pas de facteur X (hématine) ni de facteur V (nicotinamide adenine dinucléotide). Elles se distinguent par plusieurs caractéristiques phénotypiques, comme une croissance rapide sur peptone agar exempt de sang, leur motilité ou immobilité - *B. bronchiseptica* est motile - et des propriétés biochimiques variées. Toutes les espèces de *Bordetella* sont aérobies strictes, elles croissent avec un optimum de température entre 35°C à 37°C, et entraînent l'agglutination des érythrocytes de plusieurs mammifères. La capacité de *B.bronchiseptica* à hémolyser le sang est aussi un critère d'identification (Quinn 2002 ; Mattoo 2005).

2. Historique

Bordetella bronchiseptica a été isolée pour la première fois en 1910 entre autres par Ferry et McGowann lors d'études sur des chiens souffrant de la toux de chenil. Le nom qui lui a d'ailleurs été donné à l'époque, *Bacillus bronchicanis*, vient directement de l'endroit où elle a été découverte : les bronches de chiens. D'autres études ont par la suite montré le rôle de *Bordetella bronchiseptica* dans l'infection d'autres mammifères, dont l'homme. Elle a fait l'objet d'un grand nombre d'études, car elle est le modèle pour mieux comprendre les mécanismes d'infection de l'homme par *B. pertussis* et *B. parapertussis* et a un spectre d'hôtes très étendu (Green 2006).

3. Un peu de phylogénétique

Dans la taxonomie, le genre *Bordetella* est classé dans la famille des *Alcaligenaceae*, subdivision des *Protobacteria*. Il existe huit espèces de *Bordetella*. *Bordetella bronchiseptica*, *Bordetella pertussis* et *Bordetella parapertussis* représentent une seule espèce génomique, dont les différences d'hôtes cibles et de virulence s'expliquent par une évolution indépendante depuis un ancêtre commun.

Trois autres bactéries du genre *Bordetella* sont responsables d'infections respiratoires chez l'homme et quelques mammifères : *B. pertussis*, *B. parapertussis* et *B. holmesii*.

Des études ont cherché à retracer les relations phylogénétiques entre les différentes souches de *Bordetella* ; il apparaît que toutes sont très fortement apparentées, avec *B. pertii* qui est anaérobie facultative comme une possible progénitrice à l'origine de toute la lignée des *Bordetella* responsables de maladies. De plus, il a été montré qu'il n'y a qu'une très faible diversité génétique entre *B. bronchiseptica*, *B. parapertussis* et *B. pertussis*. C'est d'ailleurs pour cette raison que ces trois souches ont été regroupées au sein d'une même sous espèce dans laquelle on considère que *B. bronchiseptica* est l'ancêtre d'où ont dérivé *B. pertussis* et *B. parapertussis*, qui se sont distinguées en 2 lignées adaptées à l'homme de *B. bronchiseptica*. Cette restriction du spectre d'hôtes peut s'expliquer par la perte d'une partie du génome. On parle ainsi de 'cluster de *B. bronchiseptica*' en référence à ces trois espèces. Si l'on analyse l'ADN ribosomal 16S de *B. holmesii*, et le polymorphisme de l'élément IS, cette dernière appartient aussi au cluster *B. bronchiseptica*, mais elle ne présente aucune des caractéristiques d'expression des protéines de virulence, et comme l'appartenance au cluster se fonde sur la détection immunologique avec un antisérum spécifique et une hybridation d'ADN, elle en est dans les faits exclue (Gyles 2004; Mattoo 2005).

4. Détermination de la virulence et pathogénie

Si B. *parapertussis* et B. *pertussis* ont un spectre d'hôtes restreint à l'homme, B. *bronchiseptica* a un spectre bien plus large, et des modèles animaux ont été développés pour étudier la pathologie liée à cette bactérie (Binns 1998 ; Bonagura 2009 ; Quinn 2002). Ces modèles sont appropriés pour comprendre les mécanismes de colonisation et de transduction du signal et ils permettent aussi de mieux étudier comment la bactérie peut établir une infection permanente sans provoquer de dégâts chez leur hôte (Gyles 2004; Mattoo 2005).

Plusieurs facteurs déterminent la virulence de B. *bronchiseptica* et B. *pertussis*:

a) Le lipopolysaccharide (LPS)

Comme les endotoxines des autres bactéries gram négatives, le LPS de *Bordetella* est pyrogénique, mitogénique, toxique, et peut activer ou induire la production de Tumeur Necrosis Factor (TNF) par le macrophage. Le LPS est hautement immunogène, et il joue un rôle prépondérant dans l'infection. Il est requis pour la colonisation de l'arbre respiratoire et la résistance face au système immunitaire inné de l'hôte. Les LPS des différentes souches de B. *bronchiseptica* sont très proches antigéniquement les uns des autres. Il existe donc des réactions sérologiques croisées qui limitent l'utilisation des anticorps anti-LPS pour la détection des chiens ayant été infectés par les souches de *Bordetella* spécifiques du chien. Il n'y a pas de corrélation entre la présence d'anticorps anti-LPS et l'infection par B. *bronchiseptica* chez le chien, même si des anticorps dirigés contre le LPS sont produits durant l'infection. Il est possible que le LPS ne soit pas un antigène immunodominant dans l'infection par B. *bronchiseptica*, et que les anticorps produits n'aient qu'un faible impact protecteur (Chalker, Toomey 2003). Dans le cadre de notre étude sérologique, il paraît donc important d'utiliser d'autres antigènes que le LPS et qui sont exprimés spécifiquement par les souches virulentes de B. *bronchiseptica* pour obtenir un test dirigé contre cette bactérie plus spécifique.

b) Les fimbriae

Comme bon nombre de bactéries gram négatif pathogènes à tropisme muqueux, *Bordetella* produit un filament appelé fimbriae. Il s'agit d'une adhésine filamenteuse ancrée à la surface de la bactérie, et qui reconnait des récepteurs glycoprotéiques ou glycolipidiques à la surface des cellules de l'hôte. Les fimbriae sont impliquées dans les mécanismes d'attachement de la bactérie à l'hôte, étape précoce et déterminante dans la pathogénie bactérienne, même si leur rôle d'adhésine n'a pas été mis en évidence chez *Bordetella*. Il semblerait que les fimbriae permettent tout de même la médiation de la liaison de *Bordetella* à l'épithélium respiratoire, et aux monocytes. Les fimbriae contribuent aussi à la colonisation trachéale, sont absolument nécessaires à la persistance de la bactérie, et ont un rôle mineur dans la formation de biofilms. Chez le rat, les fimbriae constituent des antigènes dominants dans la réponse immunitaire à *B. bronchiseptica* (Chalker, Toomey 2003 ; Mattoo 2005).

c) L'hémagglutinine filamenteuse (FHA)

Il s'agit d'une adhésine non fimbriale, à savoir une protéine de surface de la paroi bactérienne permettant un contact entre la bactérie et la cellule de l'hôte. Il s'agit du facteur d'attachement dominant de *Bordetella*. Elle est très fortement immunogène. Elle a été incluse dans la plupart des vaccins acellulaires de *B. pertussis*. La structure de la protéine et les analyses immunologiques suggèrent que les FHA de *B. bronchiseptica* et *B. pertussis* sont très semblables au niveau de leur masse, dimensions, des propriétés d'hémagglutination, et ont des groupes d'épitopes immunogènes en commun (Abramson, Kedem2008 ; Nicholson 2009 ; Poulain-Godefroy 2008).

B. bronchiseptica est capable d'avoir plusieurs présentations, adaptées à son environnement. Ainsi, elle peut être sous forme de résistance, elle est alors capable de survivre dans le milieu extérieur, elle peut être sous une forme telle qu'elle a la capacité de former des biofilms, ou elle peut être sous forme de bactérie virulente pour pouvoir coloniser le tractus respiratoire. Pour chacune de ces phases la bactérie produit des protéines inductibles qui permettent la fonction particulière. Ainsi, l'FHA est majoritairement synthétisée durant la phase de virulence de B.bronchiseptica (Mattoo2005).

FHA est synthétisée via un précurseur de 367 kDa, FhaB, qui subit des modifications au niveau N-terminal et C-terminal pour aboutir à la protéine mature de 220 kDa. Elle est alors exportée à travers la membrane plasmique par une voie dépendant d'un signal peptidique. Sa translocation et sa sécrétion du côté externe de la membrane requièrent une protéine accessoire spécifique : FhaC. FHA traverse très probablement la membrane sous forme étendue et acquiert sa structure tertiaire une fois en place à la surface cellulaire, après la protéolyse des portions N-terminale et C-terminale. En effet, durant la translocation de FHA, sa partie N-terminale est clivée au niveau d'un site correspondant à une séquence de reconnaissance qui est importante pour l'interaction de FHA et de FhaC. Environ 130kDa de sa partie C-terminale est aussi protéolysée une fois que FHA est en place, par une protéase SphB1. La libération de FHA est dépendante de cette protéase. La partie C-terminale du précurseur FhaB apparaît comme un chaperon intramoléculaire qui empêche la maturation prématurée de FHA (Mattoo 2005).

FHA contient au moins 4 domaines de liaison distincts, qui sont impliqués dans les phénomènes d'attachement cellulaire. Un triplet Arginine – Glycine – Asparagine (RDG) est situé au centre de l'FHA. Il joue un rôle clef dans la régulation positive des molécules d'adhésion cellulaire par les cellules épithéliales. En effet ce triplet RDG se fixe spécifiquement à une intégrine (un type de récepteur d'adhésion cellulaire)des cellules épithéliales des bronches. Il stimule aussi l'adhérence aux monocytes et aux macrophages, et potentiellement aux autres leucocytes via les protéines de réponse leucocytaire, à savoir les intégrines ou complexes associés aux intégrines. Ces fixations entraînent dans un premier temps l'activation de NF-kB. Ce nuclear factor-kappa B est une protéine de la super-famille des facteurs de transcription impliquée dans la réponse immunitaire et la réponse au stress cellulaire. Cette dernière est associée aux facteurs anti-apoptotiques. Son activation a donc pour conséquence de favoriser l'accumulation de leucocytes et leur activation au niveau du siège de l'infection bactérienne. Enfin elle est capable d'inhiber la cascade de réactions initiée par NF-κB et les autres signaux initiateurs des réponses inflammatoires de l'organisme (Inatsuka2010).

FHA possède aussi un domaine de reconnaissance du carbohydrate (CRD), qui permet l'attachement à des cellules épithéliales respiratoires ciliées, ou à des macrophages. FHA a une activité lectine-like pour l'héparine et d'autres carbohydrates, ce qui lui permet d'adhérer à des cellules épithéliales non ciliées. Ce site de liaison à l'héparine est distinct des sites RGD, et est nécessaire pour l'hémagglutination. FHA est aussi indispensable lors de la formation de biofilms (Mattoo 2005).

La comparaison de mutants de *B.bronchiseptica* pour lesquels le gène fhaB est inactivé et pour lesquels FHA est exprimée de façon ectopique a permis de montrer que la présence de FHA était nécessaire et suffisante pour permettre l'adhérence bactérienne à des cellules épithéliales de poumon de rat, *in vitro*. De plus, en utilisant le rat comme modèle d'infection respiratoire, il est apparu que FHA est nécessaire mais pas suffisante pour permettre la colonisation trachéale de *B. bronchiseptica* sur des animaux en bonne santé et non anesthésiés. Lorsque ces mêmes animaux sont anesthésiés, FHA n'est plus nécessaire pour permettre la colonisation, ce qui suggère que FHA stoppe l'escalator muco ciliaire, et empêche son activité d'épuration (Mattoo 2005).

Le rôle prédominant de FHA semble être celui d'une adhésine, qui reste fixée à la surface de la bactérie afin de permettre l'attachement de cette dernière à une cellule hôte. Dans ce contexte, il est difficile d'expliquer pourquoi une partie des FHA est sécrétée dans le milieu extérieur. Des mutants de *B. pertussis* qui produisent des FHA à leur surface mais sont incapables d'en libérer ont été inoculés à des souris. Ils ont été incapables de se multiplier et de persister dans les poumons. Ainsi un second rôle de FHA semble être de faciliter la dispersion bactérienne en microcolonies, et leur détachement des cellules épithéliales afin de permettre l'invasion (Cherry 2005).

De plus, l'interaction entre la FHA et des récepteurs macrophagiques entraîne la suppression d'une cytokine pro inflammatoire : l'interleukine 12, via un mécanisme dépendant de l'interleukine 10. Les FHA facilitent donc la persistance bactérienne en inhibant la réponse immunitaire de type Th1. Mais il apparaît en parallèle que l'FHA peut engendrer une réponse pro inflammatoire et pro apoptotique de la part des cellules de la lignée des monocytes et des cellules épithéliales (Mattoo 2005 ; Abramson, Kedem 2008).

Des anticorps spécifiques de FHA sont nécessaires pour avoir une réponse protectrice chez le rat. En effet, des animaux ont été primo infectés avec une souche sauvage de *B. bronchiseptica* ou une souche mutante dans laquelle les bactéries n'expriment pas la FHA. Un mois plus tard, ces animaux sont soumis à une épreuve, et la réponse en anticorps est quantifiée par enzyme linked immunosorbent assay (ELISA). Il en ressort que le titre en anticorps anti FHA est corrélé à l'aptitude de l'animal à résister à une ré infection. Des études menées suite à des vaccinations humaines montrent que les personnes ayant reçu le vaccin contenant des FHA mettent en place une production importante d'anticorps anti FHA, et, de façon générale, les vaccins contenant à la fois des FHA et des toxines pertussiques semblent plus efficaces que les vaccins contenant seulement des toxines pertussiques(Mattoo 2005).

L'analyse des génomes de *B. bronchiseptica*, *B. pertussis* et *B. parapertussis* a révélé l'existence de deux gènes additionnels, fhaS et fhaL, qui codent pour des protéines FHA-like. Des différences de séquences pour ces protéines entre ces bactéries pourraient expliquer qu'elles se lient à des cellules hôtes différentes, et donc justifier leur spécificité de spectre, qui dépend des interactions entre les adhésines bactériennes et les récepteurs de l'hôte (Mattoo 2005).

En résumé, FHA est une protéine de surface, qui peut en de rares occasions être excrétée dans le milieu extérieur, et qui joue un rôle capital pour l'attachement de *B. bronchiseptica* aux cellules de l'hôte. Elle est de plus fortement immunogène, avec deux régions immunodominantes, elle est produite en grande majorité lors de la phase de virulence de la bactérie et est responsable de la spécificité d'hôte. Toutes ces propriétés en font une molécule indispensable à la colonisation bactérienne et un antigène de choix pour notre étude sérologique (Mattoo 2005 ;Abramson, Kedem 2008). Il est à noter que chez l'homme, 90% des infections par B. pertussis conduisent à une production détectable d'IgG dirigés contre la FHA (ou la toxine pertussique), contre 30% à 60% pour les anticorps dirigés contre les fimbiae (Baughman 2004).

d) La pertactine

La pertactine (PRN) est une protéine de membrane. Elle est transportée jusqu'à la surface de la bactérie pour être sécrétée ou adressée à la membrane externe et est associée à de la virulence : adhésion, invasion, formation de biofilms et toxicité (Mattoo 2005 ; Wells 2007).

La pertactine mature pèse 69kDa chez *B. bronchiseptica*. La PRN est une adhésine non fimbriale qui semble jouer un rôle lors de l'attachement bactérien car elle possède un motif tripeptide RGD est impliqué dans la fixation aux cellules eucaryotes, de nombreuses régions riches en prolines, et des répétitions de leucines, ce qui est souvent le cas chez les protéines qui forment des interactions protéiques impliquées dans des fixations à des cellules eucaryotes. Elle est de plus produite en grande majorité lorsque la bactérie est en phase de virulence (Mattoo 2005).

Le rôle exact de la PRN dans la pathogénie bactérienne reste sujet à controverse. La pertactine semble être une protéine indispensable à la colonisation par *B.bronchiseptica* (Nicholson 2009). Cependant, selon Mattoo and al, une souche de *B. pertussis* n'exprimant pas la PRN ne montre pas de différence par rapport à une souche sauvage quant à sa capacité d'invasion cellulaire *in vitro*, ou de colonisation du tractus respiratoire chez la souris *in vivo* (Mattoo and Cherry 2005*)*. En revanche, il semble admis qu'une souche de *B. bronchiseptica* avec une délétion du gène prn et une souche sauvage auront la même capacité à établir une infection permanente du tractus respiratoire chez le rat. Donc, paradoxalement, elle ne semble pas avoir de rôle dans l'apparition des signes cliniques ou dans la pathogénie bactérienne (Cherry 2005; Nelson 2009). La PRN est donc tout de même requise par *B. bronchiseptica* pour coloniser le poumon de souris et résister à l'élimination par les cellules inflammatoires, et demeure néanmoins l'adhésine supposée la plus importante de *B. pertussis* (Hijnen, Mooi 2004).Il a d'ailleurs été montré que les anticorps anti-PRN sont très importants dans la protection contre l'infection. Les taux d'anticorps dirigés contre les IgM et les IgG sériques chez des porcs infectés par une souche de *B.bronchiseptica* sauvage sont plus élevés que ceux relevés chez des porcs infectés par une souche de *B.bronchiseptica* délétée en PRN (Cherry 2005). Ceci peut être expliqué par le fait que ces anticorps bloquent l'attachement bactérien aux cellules hôtes, médié par les pertactines. Il a aussi été mis en évidence que les anticorps anti pertactine sont nécessaires pour que la phagocytose de *B. pertussis* par les cellules immunitaires effectrices de l'hôte soit efficace (Hijnen, Mooi 2004; Mattoo and Cherry 2005; Zhao, Xue 2009).

Le fait que PRN ait des propriétés immunogènes et que les anticorps dirigés contre cette protéine soient protecteurs ont conduit à l'inclure dans les vaccins acellulaires contre *B.pertussis* (Hijnen, Mooi 2004). Il est à noter que les protéines FHA et PRN sont considérées comme les deux composantes majeures des nouvelles générations de vaccins acellulaires contre la toux de chenil car ils induisent la production d'anticorps qui confèrent une immunité optimale contre la maladie (Ellis, Haines 2001). Ces mêmes raisons ont motivé notre choix de prendre comme second antigène pour nos tests ELISA la protéine pertactine.

e) Choix de la méthode de détection de l'infection par *B. bronchiseptica*

Il y a quatre étapes importantes en relation avec l'infection bactérienne et avec l'apparition de la maladie : l'attachement, l'échappement au système immunitaire, les dommages locaux et les manifestations systémiques, en cas de défaillance du système immunitaire. La première défense immunitaire de l'organisme qui se met en place face à une agression par *B. bronchiseptica* est la réponse innée. Ainsi, les granulocytes neutrophiles participent à l'élimination du pathogène par phagocytose. Mais des facteurs de virulence, tels que la PRN, créent une résistance à l'opsonisation (Hijnen, Mooi2004; Mattoo, Cherry 2005). Ainsi la défense de l'organisme passe aussi par une réponse adaptative. Une étude de Girish S. Kirimanjeswara et al, menée sur des souris infectées par *B. bronchiseptica*, *B. pertussis* et *B. parapertussis* a montré que le système immunitaire acquis est nécessaire à l'élimination de ces bactéries du tractus respiratoire profond. Les lymphocytes B sont mis en jeu, dont le rôle ici est de produire des anticorps spécifiques en réponse à l'infection ou à la vaccination. De nombreux facteurs de virulence, notamment ceux cités plus haut, la FHA, la PRN et les fimbriaes, sont fortement immunogènes et participent à l'activation de la production d'anticorps (Kirimanjeswara, Mann 2003; Abramson, Kedem 2008; Nicholson, Brockmeier 2009; Zhao, Xue 2009). Nous savons que les personnes infectées par B. pertussis produisent des immunoglubulines de type IgG mais aussi IgA, celles-ci étant détectables dans les sécrétions nasopharyngées et la salive (Mattoo, Cherry 2005). En revanche, le rôle des anticorps dans l'immunité anti *Bordetellae* est mal connu. Les anticorps sériques produits suite à l'infection par *B. bronchiseptica* sont suffisants pour éliminer la bactérie du tractus respiratoire profond ; tel n'est pas le cas avec *B. pertussis*et *B. parapertussis* (Hodder, Cherry 2000). Malgré tout, contrairement à d'autres infections bactériennes qui entrainent des manifestations systémiques importantes, les *Bordetellae* sont uniques en ce sens où elles ne sont pas associées directement à des évènements systémiques. La toxine pertussique de *B. pertussis* provoque une leucocytose avec lymphocytose (Mattoo,

Cherry 2005). En plus de la réponse à médiation humorale (sous forme d'Ig sériques et sécrétoires), une réponse à médiation cellulaire peut se mettre en place suite à l'infection par *Bordetella*. Des études sur la souris montrent que l'immunité cellulaire a un rôle non négligeable dans l'élimination de la bactérie, et augmente les effets des anticorps par une stimulation à prédominance Th1. Il est donc plausible que les deux types de réponses soient mis en jeu, et aient des fonctions complémentaires. Des lymphocytes mémoires B et T persistants conduisent à la synthèse d'anticorps mémoires, qui sont importants dans l'immunité à long terme.

Au vu du type de réponse mise en place par l'organisme face à *B. bronchiseptica*, il est particulièrement intéressant d'étudier par ELISA les anticorps sériques comme des marqueurs de l'infection. Le diagnostic indirect de la coqueluche chez l'homme est d'ailleurs effectué par ELISA.

II. Enquête séroépidémiologique auprès de chiens en Midi-Pyrénées

L'objectif de cette enquête est de déterminer la prévalence de *B. bronchiseptica* dans une large population de chiens de Midi-Pyrénées, par une étude sérologique permettant d'identifier les chiens possédant des anticorps dirigés contre des antigènes spécifiques de *B. bronchiseptica*. La cible de cette étude a été la clientèle des chiens reçus en consultation à l'ENVT, avec d'une part des animaux ayant des modes de vie très hétéroclites (chiens des clients de l'ENVT) et d'autre part des animaux ayant un mode de vie reconnu comme « à risque », les chiens des étudiants vétérinaires, qui vivent majoritairement en collectivité.

Pour cela, nous avons effectué des prises de sang sur des chiens présentés à la consultation de médecine préventive des cliniques de l'ENVT, en collaboration avec le Dr. Rouch-Buck. Chaque échantillon est accompagné d'une fiche détaillant les conditions de vie de l'animal, et analysé par un test ELISA pour rechercher la présence d'anticorps anti-FHA et anti-PRN. Un consentement éclairé a été signé par les propriétaires de chaque animal. La compilation des données obtenues permet de mettre en évidence une population plus sensible à l'infection, et de mesurer l'impact de la vaccination sur l'efficacité de la réponse de l'hôte face à cette infection.

A. Matériel et méthode

1. Échantillonnage des chiens

Notre base de données regroupe les échantillons de 160 chiens. Parmi ces 160 chiens, il y a un sous-groupe de 60 animaux vivant sur le campus de l'ENVT que nous considérerons plus en détails par la suite, et 21animaux sur lesquels 2 échantillons ont été effectués, espacés de quelques mois pour une étude longitudinale, présentée en dernière partie de ce travail. Les prélèvements ont eu lieu au service de médecine préventive ou d'ambulatoire des cliniques de l'ENVT, entre le 1er avril 2011 et le 12 juin 2012. Les chiens étaient tous en bonne santé (examen clinique normal) au moment du prélèvement. Las animaux qui nous ont servi de témoins négatifs et positifs ne sont pas inclus dans l'étude.

2. Prélèvements et recueil de données

Les prises de sang ont été effectuées au niveau de la jugulaire, sur tube sec. Chaque tube a été immédiatement identifié. Le sérum a été récupéré dans les 12h, après centrifugation. Les tubes ont ensuite été conservés au froid à -18°C.

Une fiche, remplie par le propriétaire de chaque animal prélevé, accompagne le prélèvement, et apporte des renseignements sur :

- Le chien : race ou type, âge, circonstances et lieu d'acquisition, mode de vie (extérieur, intérieur, côtoiement d'autres chiens, chien d'exposition…).
- L'historique vaccinal de l'animal : fréquence des vaccinations, valences administrées, fréquence des vermifugations…

- Historique médical de l'animal : est-il sous traitement ? A-t-il eu des signes cliniques compatibles avec une trachéobronchite infectieuse (toux, éternuements) ?

- Séjours en collectivité : l'animal séjourne-t-il en collectivité ? A quelle fréquence ? Quelles sont les conditions exigées par le chenil en termes de prophylaxie vaccinale ? L'animal est il seul ou dans des cages collectives ?

Le questionnaire complet est visible en annexe.

3. Mise au point des ELISA

a) Principe du test ELISA

Nous avons cherché à mettre en évidence, dans les sérums testés, la présence d'anticorps particuliers, les immunoglobulines G (IgG) anti-FHA et anti-PRN, le postulat étant que lors d'infection par *Bordetella pertussis*, il a été établi que la concentration plasmatique en IgG anti- FHA augmente, de même que la concentration plasmatique en IgG anti-PRN (Köster et al. 2000 ; Merrigan et al. 2011).

Selon l'intensité de la coloration obtenue suite à la révélation du test ELISA, il est même possible de semi-quantifier la quantité d'anticorps présents en solution.

Un tel test n'existant pas sur le marché, il a du être mis au point spécifiquement pour les besoins de cette étude. Il a donc fallu notamment procéder par dilutions successives de anticorps anti PRN et FHA pour trouver la concentration qui permet d'obtenir le meilleur résultat.

b) Protocole suivi dans cette étude

La mise en place du test ELISA prend 2 jours.

Le premier jour est consacré à la préparation des plaques (c'est-à-dire à fixer l'antigène sur la plaque de titration et à la saturer, et préparer les sérums à doser) :

Fixation de l'antigène : les antigènes commerciaux sont issus de *B. pertussis* et obtenus auprès du NIBSC (FHA : code 90/520 – PRN : code 90/654).
- Disposer 100µL/puits de l'antigène à 0.08µg/mL de tampon, dans les 96 puits d'une plaque à fond plat. Le tampon utilisé pour la FHA est le PBS 1X pH 7.4, et le tampon utilisé pour la PRN est le carbonate de sodium pH 9.6.
- Conserver la plaque à l'obscurité deux heures à 37°C ou sur la nuit à température ambiante.

Saturation dela plaque : L'étape de saturation des antigènes consiste à saturer les zones dans lesquelles l'antigène ne s'est pas fixé au fond du puits :
- Laver 4 fois les plaques avec du tampon de lavage (PBS + 0.1% Tween)
- Distribuer 100µL/ puits de tampon de saturation (PBS 0.1% Tween 5% BSA)
- Laisser les plaques à l'obscurité une nuit à température ambiante.

Préparation des sérums : pour préparer la plaque d'incubation des sérums à doser :
- Laisser décongeler les sérums à température ambiante, et les homogénéiser (vortex)
- Diluer les sérums dans une plaque de 96 puits (1/100 et 1/200 les sérums testés pour FHA et 1/100, 1/200 et 1/400 les sérums testés pour PRN). La dilution s'effectue à l'aide de tampon d'incubation (PBS + 0.2% BSA + 0.05%Tween + 0.05%PPG).
- Disposer 100µL de sérum dilué par puits. La plaque est mise à 4°C sur la nuit.

Immunodétection :
- Laver la plaque contenant l'antigène avec le tampon de lavage (X4)
- Déposer 100µL/puits des sérums dilués
- Laisser la plaque 2 heures à température ambiante

- Laver la plaque contenant l'antigène avec le tampon de lavage (X4)
- Déposer 100µL/ puits de conjugué (anticorps de lapin anti IgG de chien (SIGMA ND)) dilué au 1/10 000 dans du tampon d'incubation.
- Laisser la plaque 2 heures à 37°C
- Laver la plaque contenant l'antigène avec le tampon de lavage (X4)

Révélation enzymatique et lecture de l'absorption optique :
- Préparer le substrat de la phosphatase alcaline comme préconisé par le fournisseur (ici le TMB Substrate Reagent Set BD Biosciences ND) et en déposer 100µL/puits.
- Laisser incuber 13 min à température ambiante à l'obscurité
- Déposer 50µL d'H_2SO_4 par puits pour stopper la réaction.
- La lecture de l'absorption optique s'effectue à l'aide du logiciel Versamax.

B. Résultats

1. Validation des tests ELISA

Pour valider les tests ELISA, il faut savoir quelle est la confiance que nous pouvons accorder aux résultats ; pour cela il faut évaluer leur sensibilité et leur spécificité. La sensibilité est la proportion d'individus réellement infectés qui obtiennent un résultat positif au test ; les animaux infectés dont le test ELISA est négatif sont considérés comme des faux négatifs. La spécificité est la proportion d'individus indemnes qui obtiennent un résultat négatif au test ; les animaux non infectés dont le test ELISA est positif sont considérés comme des faux positifs. Les individus témoins qui servent de référence pour l'estimation de la sensibilité et de la spécificité des tests doivent être choisis avec soin, car ils sont les garants de la validation des résultats qui seront obtenus. De plus, les échantillons témoins nous ont permis d'établir un seuil de positivité arbitraire appliqué à tous les prélèvements. Ainsi chaque échantillon dont la valeur de la densité optique dépasse 2,5 fois celle du témoin négatif est considéré comme positif.

a) Spécificité des ELISA FHA et PRN

Pour valider la spécificité de notre ELISA basé sur la détection des anticorps spécifiques de l'antigène FHA, nous avons testé les sérums provenant de 10 chiens beagles d'expérimentation, maintenus en cage et n'ayant pas reçu de vaccin contenant la valence *B. bronchiseptica* depuis au moins 4 ans. Sur les 10 chiens testés, un seul des animaux testés présente un test ELISA FHA positif.

b) Sensibilité des ELISA FHA et PRN

Nous avons en parallèle testé notre ELISA sur les sérums provenant d'animaux ayant présenté des signes cliniques compatibles avec une TBIC dans les semaines précédent le jour du prélèvement. Pour aucun des animaux estimés malades, nous ne disposons d'un diagnostic de certitude, basé sur une identification de bactéries à partir d'un lavage broncho alvéolaire.

Les résultats obtenus sont les suivants (tableau 1) :

Numéro du prélèvement	Délai entre l'apparition des signes cliniques et le prélèvement	Résultat ELISA FHA	Résultat ELISA PRN
11-04-12-001	15jours - 1 mois	Négatif	Négatif
11-04-13-001	1mois	Négatif	Négatif
11-04-21-001	3 semaines	Positif	Positif
11-04-21-005	15jours - 1 mois	Négatif	Négatif
11-04-22-001	1mois	Négatif	Positif
11-04-22-002	15jours - 1 mois	Négatif	Positif
11-04-22-004	15jours - 1 mois	Positif	Négatif
11-05-13-002	Plus d'un mois	Positif	Positif
11-05-20-002	Plus d'un mois	Positif	Négatif
11-05-30-001	1mois	Négatif	Négatif
11-06-10-001	8mois	Positif	Positif
11-06-11-001	2,5mois	Positif	Positif
11-06-17-001	15jours - 1 mois	Négatif	Douteux
11-06-22-001	Plus d'un mois	Positif	Positif
12-01-05-001	1mois	Négatif	Négatif
12-01-20-001	1mois	Négatif	Négatif
12-01-30-003	15jours - 1 mois	Négatif	Négatif

Tableau 1: Résultats des sérologies des chiens ayant présenté récemment des signes cliniques fortement évocateurs de la trachéobronchite infectieuse.

Sur 17 individus dont nous avions une forte suspicion qu'ils étaient bien atteints d'une trachéobronchite infectieuse clinique, les résultats sont les suivants :

- Pour les 12 individus présentant des signes cliniques depuis moins d'un mois ou depuis un mois lors du prélèvement, il y en a 7 qui sont à la fois séronégatifs pour les antigènes FHA et PRN, 3 qui sont négatifs seulement pour FHA, 1 qui est négatif seulement pour PRN et un résultat douteux pour PRN.

- Pour les 5 individus présentant des signes cliniques depuis plus d'un mois lors du prélèvement, 4 sont à la fois positifs pour FHA et PRN, 1 est positif pour seulement PRN.

Ces résultats suggèrent que notre ELISA est suffisamment sensible pour détecter les anticorps spécifiques de FHA et de PRN chez des animaux ayant présenté des signes cliniques. Néanmoins, le délai de détection des Ac semble être au minimum de 1 mois après l'apparition de ces signes.

2. Prévalence et facteurs de risques de la toux de chenil

Pour chaque animal inclus dans l'étude, le propriétaire a rempli un questionnaire permettant de connaître l'âge, le mode de vie et les vaccinations réalisées (voir en annexe 1). Il était également demandé si l'animal avait déjà présenté des signes cliniques compatibles avec une TBIC (ainsi que la date d'apparition des signes cliniques).

Au terme de l'étude nous avons obtenu et analysé 160 sérums.

Parmi ces 160 animaux, 36 présentent un test ELISA FHA positif ; les résultats de ces tests ELISA indiquent donc que 21,25% des chiens ont été en contact avec la bactérie, soit une prévalence de 21,25% avec cet antigène.

De plus, 28 individus présentent un ELISA PRN positif, soit une prévalence de 18,1% avec cet antigène, et 19 chiens sont séropositifs à la fois pour FHA et pour PRN, ce qui fait une prévalence de 12,5% au sein de l'échantillon (Figure 1).

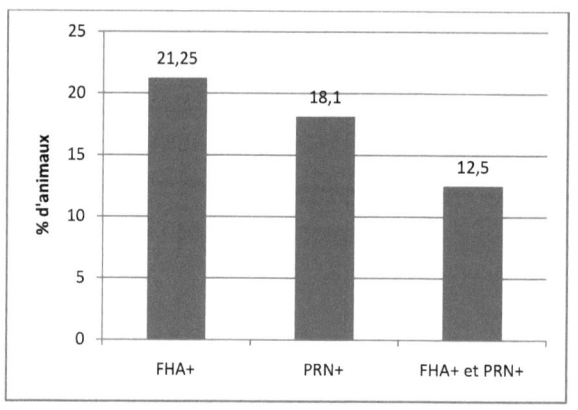

Figure 1 : Proportion d'animaux FHA+, PRN+, et à la fois FHA+ et PRN+ parmi l'échantillon global

A partir des questionnaires, nous avons affiné l'analyse de nos résultats d'ELISA.

Tout d'abord, le questionnaire a permis de connaître le statut vaccinal des animaux prélevés, notamment de savoir quels ont été les chiens vaccinés contre le virus parainfluenza (Pi), qui est un des virus majeurs dans le complexe 'toux de chenil'. Dans le questionnaire, les propriétaires devaient aussi signaler s'ils avaient remarqué un épisode de toux, d'éternuements, de jetage, ou tout autre signe évocateur de la trachéobronchite infectieuse. Ainsi, nous avons cherché une éventuelle corrélation entre l'apparition des signes cliniques de la trachéobronchite infectieuse (que nous avons abrégés par TBIC+), et le statut vaccinal des animaux, en comparant la proportion d'animaux vaccinés Pi au sein des animaux ayant présenté des signes cliniques (Figure 2a) et au sein de la population totale (Figure 2b). Parmi les animaux TBIC+, 83% sont vaccinés contre Pi, contre 79% dans la population totale.

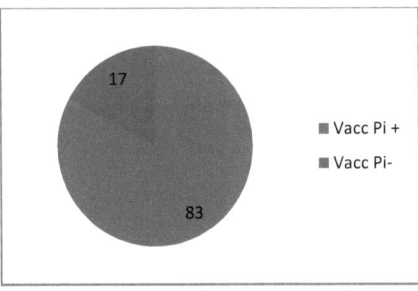

Figure 2a : Proportion d'animaux vaccinés contre le virus parainfluenza parmi les animaux présentant des signes cliniques de trachéobronchite infectieuse.

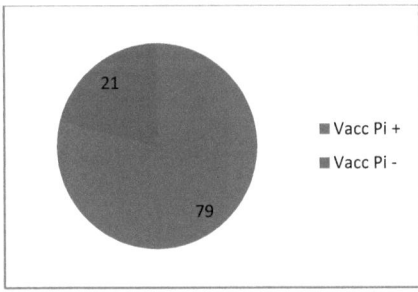

Figure 2b : Proportion d'animaux vaccinés contre le virus parainfluenza parmi la population totale.

Nous pouvons remarquer que les proportions d'animaux vaccinés entre ces deux groupes d'animaux restent inchangées, nous pouvons donc considérer que cette vaccination Pi n'est pas un facteur qui joue un rôle dans la prévention ou l'apparition des signes cliniques de la toux de chenil.

Nous avons donc ensuite comparé le statut sérologique des animaux qui ont présenté des signes cliniques compatibles avec une trachéobronchite infectieuse canine avec des animaux qui n'ont à priori pas été malades. Sur 10 animaux ayant présenté des signes cliniques compatibles avec une trachéobronchite canine dans le mois précédent le prélèvement, 3 sont PRN+, 2 sont FHA+, et seulement 1 est PRN+ et FHA+. Sur les 20 animaux ayant présenté des signes cliniques plus d'un mois avant la date du prélèvement, 4 sont PRN+ et 6 sont FHA+, dont 4 sont à la fois PRN+ et FHA+. Sur les 129 animaux n'ayant présenté aucun des signes cliniques compatibles avec la toux de chenil, 25 sont PRN+, et 16 sont FHA+ dont 10 sont PRN+ et FHA+ (Figure 3).

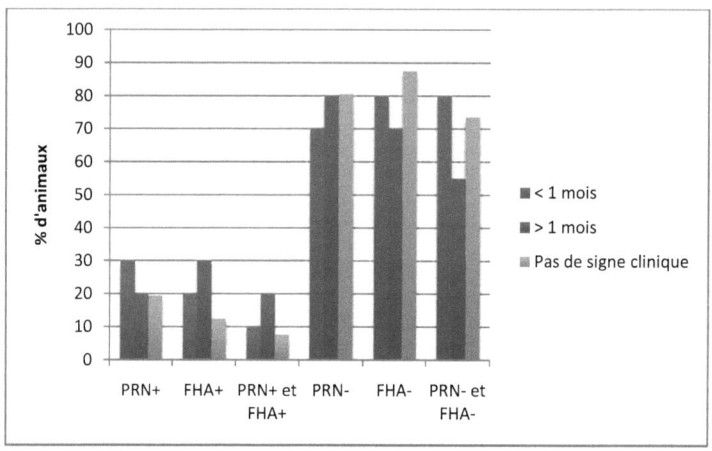

Figure 3: Proportions des séronégativités et séropositivités pour FHA, PRN, FHA et PRN des animaux ayant présenté des signes cliniques compatibles avec la trachéobronchite infectieuse canine moins d'un mois avant le jour du prélèvement (< 1 mois), plus d'un mois avant le jour du prélèvement (> 1 mois) ou des animaux n'ayant pas présenté de tels signes cliniques. P-value> 0.05 (test de Fisher).

Ces résultats ne montrent pas de différences significatives en fonction du passé cliniques des animaux.

Les résultats des tests ELISA ont ensuite été analysés en fonction du mode de vie de l'animal, à savoir s'il est en contact restreint et fréquent avec d'autres chiens (« collectivité + ») ou s'il a un mode de vie solitaire (« collectivité - »). Sur les 102 animaux ayant des contacts avec d'autres chiens au moins lors des sorties, 18 sont PRN+, et 19 sont FHA+ ; sur les 59 chiens n'ayant aucun contact avec d'autres chiens, il apparait que 9 sont PRN+ et 15 FHA+ (Figure 4).

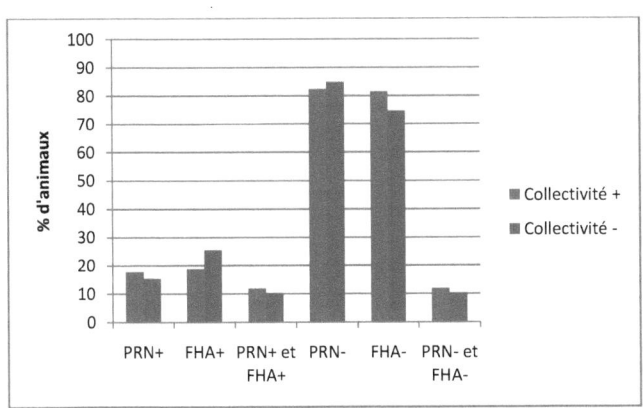

Figure 4 : Proportions des séronégativités et séropositivités pour FHA, PRN, FHA et PRN, en fonction du mode de vie solitaire (collectivité -) ou communautaire (collectivité +) des animaux. P-value> 0.05 (test de Fisher).

Les résultats des ELISA ne montrent pas de différences significatives entre le groupe des chiens solitaires et le groupe des chiens qui côtoient d'autres chiens au moins lors des sorties. La collectivité ne semble donc pas être un facteur déterminant dans l'infection par *Bordetella bronchiseptica*.

a) Mise en évidence de facteurs de risque de l'infection

Un facteur de risque majeur d'apparition de la trachéobronchite infectieuse est le regroupement d'animaux, comme cela est le cas dans les chenils. Ainsi nous avons comparé le statut sérologique des animaux ayant effectué des séjours en chenil avec celui de chiens n'ayant jamais été hébergé dans des chenils. Sur les 35 chiens ayant effectué des séjours en chenil, 7 sont PRN+, 11 sont FHA+ dont 5 sont à la fois PRN+ et FHA+. Sur les 124 animaux n'ayant jamais séjourné en chenil, 19 sont PRN+, 16 sont FHA+, mais aucun animal n'est PRN+ et FHA+ (Figure 5).

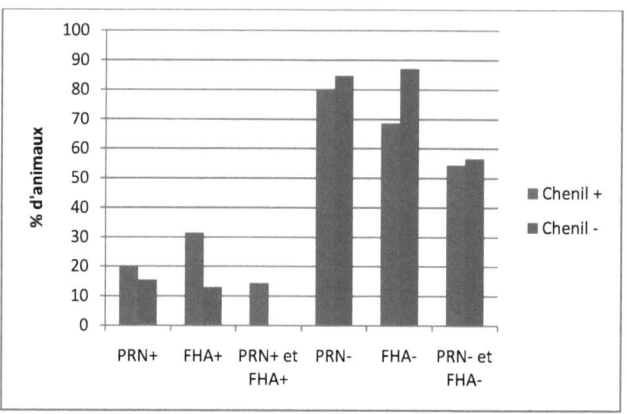

Figure 5 : Proportions des séronégativités et séropositivités pour FHA, PRN, FHA et PRN, en relation avec des séjours en chenil (chenil +) effectués ou non effectués (chenil -) des animaux. P-value < 0.001 (test de Fisher).

Dans cette étude, les séjours en chenil semblent être un facteur de risque dans l'infection par *B. bronchiseptica* car le pourcentage de positivité aux tests ELISA est significativement plus élevé dans le groupe de chiens ayant séjourné en chenil comparé au groupe n'ayant jamais fréquenté de lieux de regroupement d'animaux.

Nous avons également regardé si le statut sérologique concernant les anticorps dirigés contre FHA et PRN varie en fonction de la classe d'âge des animaux. Quatre classes d'âge ont été définies :
- Moins de 3 mois (animaux qui possèdent encore des anticorps d'origine maternelle)
- 3 mois-2 ans (jeunes animaux avec un système immunitaire encore immature)
- 2 ans- 10 ans
- Plus de 10 ans (animaux âgés avec un système immunitaire moins fonctionnel)

Sur 10 animaux ayant moins de 3 mois, aucun n'est séropositif pour aucun des antigènes testés. Sur les 48 animaux entre 3 mois et 2 ans, 4 sont séropositifs pour

PRN et FHA. Sur les 74 animaux entre 2 ans et 10 ans, 9 animaux sont PRN+ et FHA+. Enfin, sur 30 animaux de plus de 10 ans, 5 sont PRN+ et FHA+ (Figure 6).

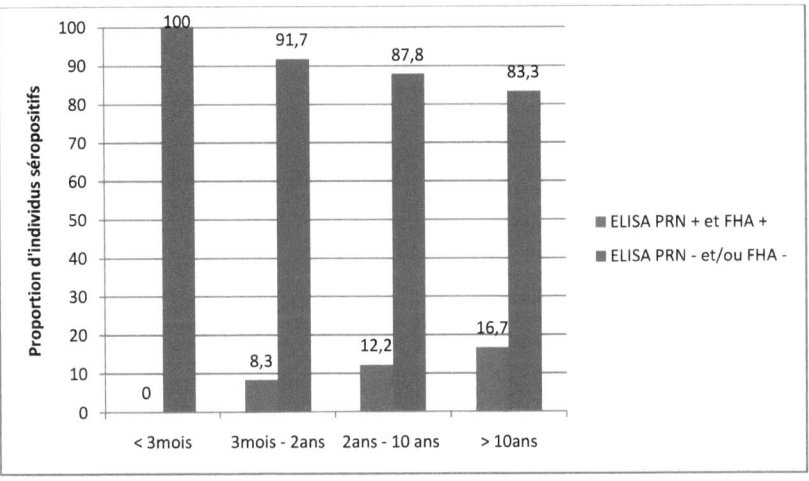

Figure 6 : Répartition des chiens présentant un ELISA PRN+ et un ELISA FHA+, et des chiens présentant un ELISA PRN- ou un ELISA FHA- dans les quatre classes d'âge suivantes : moins de 3 mois, 3 mois-2ans, 2ans-10 ans et plus de 10 ans. Pour chaque classe d'âge, la proportion a été calculée à partir du nombre total de chiens PRN+ (ou PRN-). P-value < 0.001 (test du chi²).

Nos résultats indiquent que la proportion de chiens PRN+/FHA+ augmente au cours du temps, avec l'âge des individus. Il est à noter qu'aucun des chiots de moins de 3 mois ne semble posséder des anticorps anti PRN ou anti FHA à un niveau détectable par notre test, ce qui laisse supposer que ces animaux ne sont pas protégés par la maladie par des anticorps d'origine maternelle, ils sont donc particulièrement vulnérables.

Nous avons ensuite déterminé l'influence de la vaccination contre *B. bronchiseptica* sur le statut sérologique des animaux (Figure 7a). Parmi les 35 animaux vaccinés contre *B. bronchiseptica*, 13 ont un résultat PRN+, 16 sont FHA+, et 9 sont PRN+ et FHA+. Sur les 125 chiens qui n'ont pas été vaccinés, 15 sont PRN+, 15 sont FHA+, dont 8 sont PRN+ et FHA+.

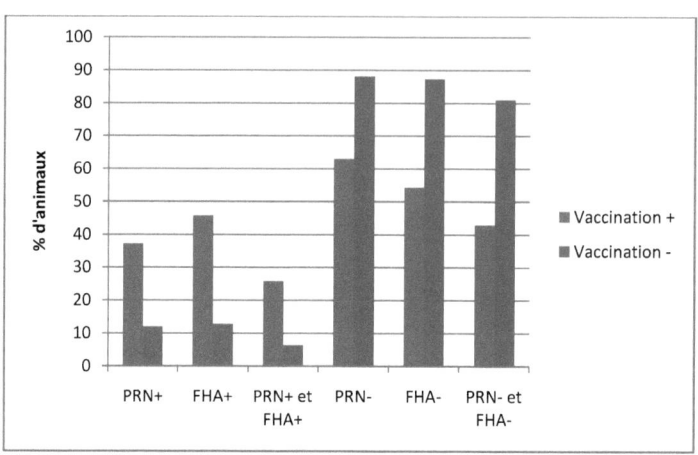

Figure 7a : Proportions des séronégativités et séropositivités pour FHA, PRN, FHA et PRN, chez les animaux vaccinés ou non vaccinés contre *B. bronchiseptica*. P-value < 0.001 (test de Fisher).

La proportion de chiens séropositifs est significativement plus importante parmi les animaux qui ont été vaccinés ; ainsi, la vaccination semble avoir une influence sur le statut sérologique des animaux. Nous avons recherché plus précisément quels sont les paramètres liés à la vaccination qui peuvent expliquer ce résultat.

Pour cela, nous avons divisé le groupe des chiens vaccinés en sous groupes en fonction du type de vaccin utilisé (intra-nasal ou sous-cutané) (figure 7b). Sur les 20 chiens ayant reçu un vaccin intra-nasal, 6 sont PRN+, 9 sont FHA+, dont 5 sont PRN+ et FHA+ ; sur les 13 chiens ayant reçu un vaccin injectable, 4 sont PRN+, 4 sont FHA+, dont 3 sont PRN+ et FHA+. En remarque, nous pouvons signaler que pour 2 animaux sur les 35 vaccinés le type de vaccination utilisé est inconnu.

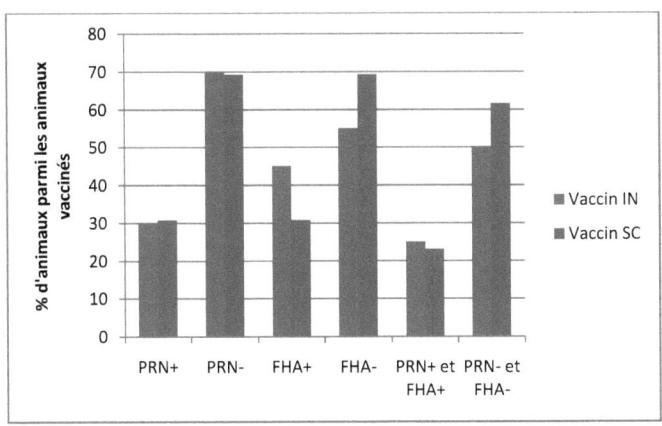

Figure 7b : Statut sérologique des animaux vaccinés par voie intranasale (IN) ou sous-cutanée (SC). P-value > 0.05 (test de Fisher).

Les résultats obtenus ne montrent pas de différence significative entre les 2 groupes ; la voie d'administration du vaccin ne semble pas avoir d'influence sur le statut sérologique des animaux dans cette étude.

Nous avons aussi séparé les animaux vaccinés en fonction de l'antériorité de la vaccination par rapport à la date du prélèvement sanguin (figure 7c). Sur les 5 animaux vaccinés depuis moins d'un mois le jour du prélèvement, aucun n'est séropositif pour PRN ou FHA. Sur les 17 animaux vaccinés entre un mois et un an, 7 sont PRN+, 10 sont FHA+, dont 6 sont PRN+ et FHA+. Sur les 17 animaux vaccinés depuis plus d'un an, 3 sont PRN+, 6 sont FHA+, dont 2 sont PRN+ et FHA+.

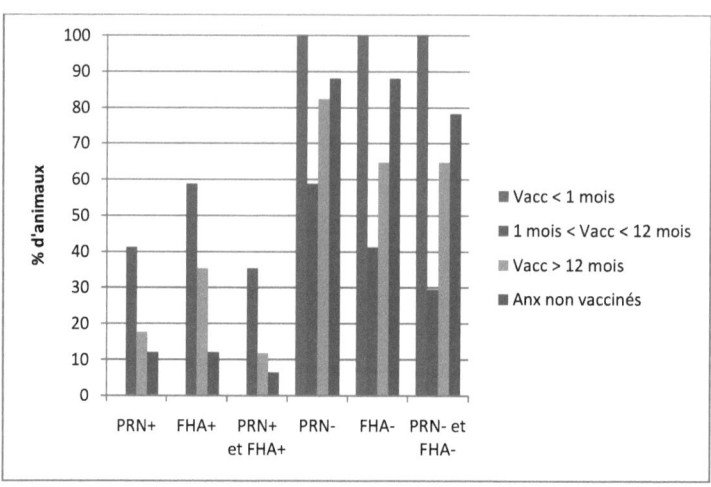

Figure 7c: Statut sérologique des animaux non vaccinés et de ceux vaccinés depuis moins d'un mois (Vacc< 1 mois), entre un mois et un an (1 mois <vacc< 12 mois), ou depuis plus d'un an (vacc> 12 mois) au moment du prélèvement. P-value < 0.001 (test du chi²).

Nous pouvons constater que très peu d'animaux sont séropositifs en deçà d'un délai d'un mois entre la vaccination et le prélèvement. La proportion d'animaux séropositifs est significativement plus importante dès que le délai entre les dates de vaccination et de prélèvement dépasse un mois. L'influence de la vaccination sur le statut sérologique des animaux semble encore visible plus d'un an après le jour de la dernière vaccination contre *B. bronchiseptica*.

b) Etude d'un sous-groupe de chiens dans un contexte d'épizootie

Au cours de l'année durant laquelle nous avons prélevé les échantillons sanguins aux cliniques de l'ENVT, un épisode de toux de chenil s'est déclaré sur le campus. Nous avons donc étudié plus précisément la sous-population des chiens des étudiants qui vivent sur ce campus ou qui ont pu avoir des contacts avec des chiens y vivant.

Nous avons tout d'abord calculé les pourcentages de séropositivité dans ce sous-groupe, constitué de 60 animaux, dont 22 ont présenté des signes cliniques compatible avec une trachéobronchite infectieuse même si aucun de ces chiens n'a été testé pour obtenir un diagnostic de certitude. Nous avons mis en évidence une prévalence de la toux de chenil de 23,3% avec l'anticorps FHA (contre 21,25% dans la population globale), de 21,7% avec l'anticorps PRN (contre 18,1%) et de 16,7% avec les deux anticorps couplés (contre 12,5%). Ainsi, la circulation de *B. bronchiseptica* est au même niveau au sein de la sous-population des chiens de l'ENVT qu'au sein de la population globale (Figure 8).

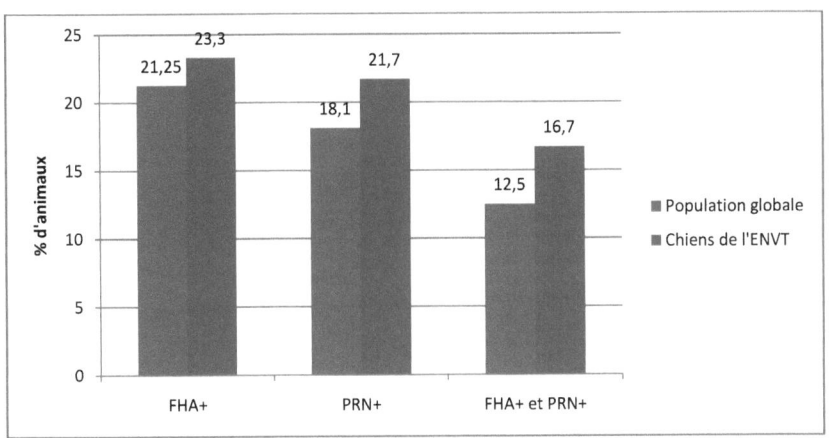

Figure 8: Proportion d'animaux FHA+, PRN+, et à la fois FHA+ et PRN+ parmi l'échantillon global, et parmi la sous-population des chiens des étudiants de l'ENVT. P-value > 0.05 (Unpaired t test)

Nous avons ensuite comparé le statut sérologique des chiens qui ont présenté des signes cliniques de la toux de chenil avec ceux qui n'ont présenté aucun signe. Sur les 22 animaux qui ont présenté des signes cliniques compatibles avec la toux de chenil, 8 sont PRN+, 11 sont FHA+, dont 6 sont PRN+ et FHA+. Sur les 38 chiens ne présentant aucun signe clinique de la maladie, 4 sont PRN+, 5 sont FHA+, dont 3 sont PRN+ et FHA+ (figure 9).

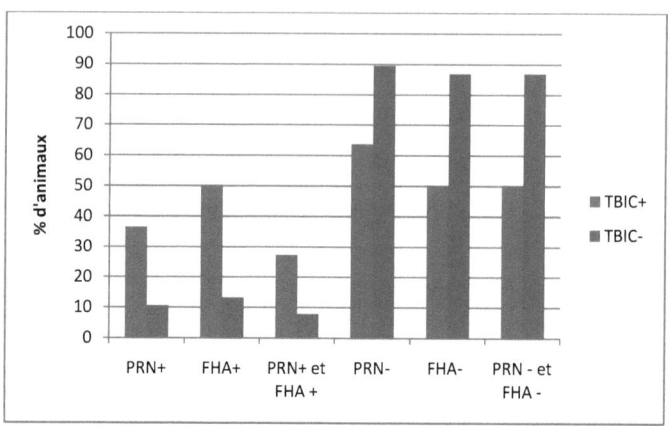

Figure 9: Proportions des séronégativités et séropositivités pour FHA, PRN, FHA et PRN des animaux ayant présenté des signes cliniques compatibles avec la trachéobronchite infectieuse canine (TBIC+) ou des animaux n'ayant pas présenté de tels signes cliniques (TBIC-). P-value< 0.001 (test de Fisher).

Les chiens ayant présenté des signes cliniques compatibles avec la trachéobronchite infectieuse canine sont significativement plus nombreux à être séropositifs pour l'un, l'autre ou les 2 antigènes testés que les animaux n'ayant présenté aucun signe clinique. Nous retrouvons donc l'implication de *B. bronchiseptica* dans un contexte d'épizootie de toux de chenil.

Il a été intéressant de considérer le statut sérologique des chiens en fonction de leur statut vaccinal (Figure 10). Sur les 21 chiens vaccinés, 9 sont PRN+, 9 sont FHA+, dont 4 sont PRN+ et FHA+. Sur les 39 chiens non vaccinés, 2 sont PRN+, 4 sont FHA+, dont 2 sont PRN+ et FHA+.

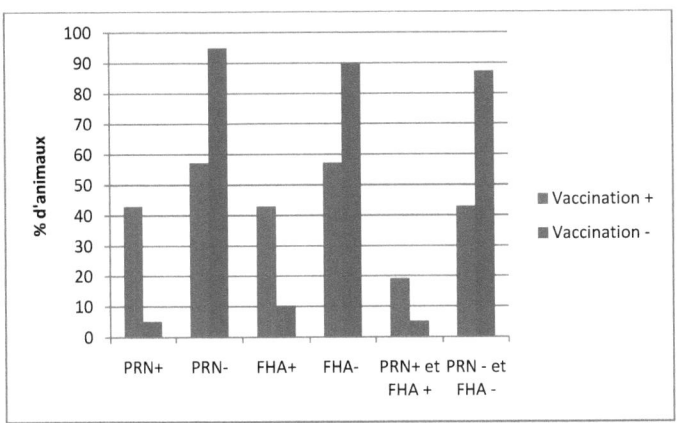

Figure 10a : Proportions des séronégativités et séropositivités pour FHA, PRN, FHA et PRN, chez les animaux vaccinés ou non vaccinés contre *B. bronchiseptica*. P-value < 0.001 (test de Fisher).

Nous retrouvons le même résultat que celui issu de la population globale de chiens, à savoir que la vaccination contre *B. bronchiseptica* semble entrainer une séroconversion (du moins pour les antigènes FHA et PRN).

Nous avons enfin regardé plus en détail le délai de séroconversion (Figure 10b). Sur les 4 animaux vaccinés depuis moins d'un mois au moment du prélèvement, aucun n'est séropositif pour PRN ou FHA. Sur les 8 animaux vaccinés entre un mois et un an au moment de la prise de sang, 6 sont PRN+, 5 sont FHA+ dont 5 PRN+ et FHA+. Sur les 8 animaux vaccinés depuis plus d'un an, 1 est PRN+, 3 sont FHA+, dont 1 est PRN+ et FHA+.

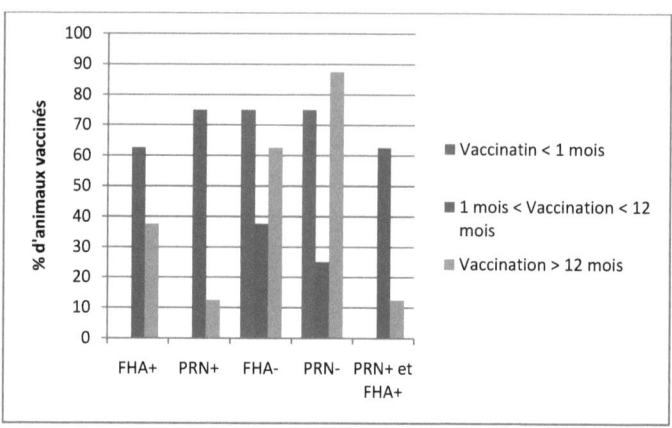

Figure 10b: Statut sérologique des animaux vaccinés depuis moins d'un mois, entre un mois et un an, ou depuis plus d'un an au moment du prélèvement. P-value < 0.05 (test du chi²).

Nous pouvons remarquer une fois encore que le délai de mise en place de la réponse protectrice contre *B. bronchiseptica* est d'au moins un mois.

Tous ces résultats vont dans le sens d'un phénomène d'épizootie dont la propagation est facilitée par une forte densité en animaux, avec l'implication de *B. bronchiseptica*.

c) Suivi de l'incidence de l'infection par *B. bronchiseptica* et des facteurs associés

Nous avons aussi eu la possibilité, pour certains animaux de la population globale, de réaliser un suivi longitudinal. En effet, certains chiens qui avaient déjà été prélevés sont revenus aux cliniques pour leur rappel vaccinal et à ce moment-là un second prélèvement a pu être effectué. De ce fait, pour 21 animaux, nous avons suivi l'évolution du taux d'anticorps en 7 à 12 mois (Figure 11).

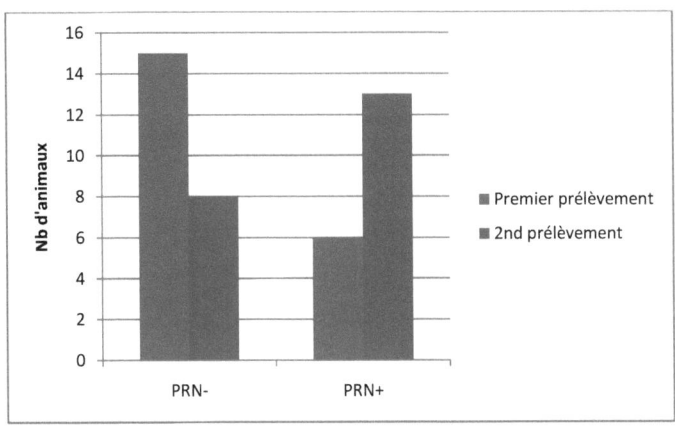

Figure 11 : Séroconversion des anticorps anti PRN sur la population globale des 21 animaux prélevés 2 fois, à 7-12 mois d'intervalle. P-value < 0.05 (test de Fisher).

Sur les 21 chiens testés, il y a 9 animaux de plus séropositifs à PRN sur le second prélèvement que sur le premier, en l'absence de toute vaccination ou signes cliniques de trachéobronchite infectieuse entre les 2 prélèvements. Ceci peut s'expliquer par le délai entre le contact avec la bactérie ou le vaccin et la production des anticorps. En effet, sur les 21 chiens prélevés 2 fois :
- Un chien avait été vacciné par voie sous cutanée il y avait moins d'un mois avant le premier prélèvement.
- Neuf chiens avaient eu des signes cliniques compatibles avec la toux de chenil moins de 1 mois ou 1 mois avant le premier prélèvement.

Ces sous populations n'avaient pas eu un résultat ELISA positif lors du premier test du fait de la récente antériorité entre la maladie ou le vaccin et le prélèvement, mais 7 à 12 mois plus tard, les anticorps sériques sont bien présents et détectables, témoins du passage de la bactérie. A ce sujet, il est à noter qu'aucun des 21 individus n'a une séroconversion qui passe d'un ELISA positif à un ELISA négatif pour l'un ou l'autre des antigènes testés. Ceci laisse à penser que l'immunité procurée par ces anticorps dure un certain temps, au moins plusieurs mois, voire plusieurs années.

III. Discussion

A. Période de collecte

Nous avons prélevé les 160 échantillons sanguins aux cliniques de l'ENVT du 1er avril 2011 au 12 juin 2012. Notamment en ce qui concerne l'expérience de suivi des animaux sur plusieurs mois, il aurait été pertinent d'avoir un panel d'individus plus important, car il est clair que des résultats issus de seulement 23 chiens ne peuvent pas être extrapolés.

B. Eléments de réflexion sur la méthode diagnostic employée

Pour pouvoir interpréter correctement nos résultats, il faut prendre garde à certains points clefs lors du développement du test ELISA, qui peuvent induire des résultats non valides. Ces tests sont utilisés en routine dans de nombreux domaines de la biologie ; en particulier, ils sont les outils de base des techniques de diagnostic. Cependant, ils nécessitent d'avoir une certaine connaissance en immunologie, sérologie et biochimie, car certains paramètres biologiques sont à prendre en compte pour arriver à mettre au point un test ELISA.

1. Choix des contrôles et robustesse de l'ELISA

Un test ELISA valable dans notre étude peut être défini comme un test qui détermine si un chien est positif ou négatif pour la présence d'anticorps anti *B.bronchiseptica* avec un certain degré de confiance, ce qui nous permet d'extrapoler que l'animal a été vacciné ou en contact avec la bactérie au cours de sa vie.

La première question à laquelle on est confronté lors de la mise au point du test ELISA est celle du choix des contrôles. Les contrôles permettent de savoir si le test effectué permet réellement d'obtenir l'information que l'on souhaite. En effet, l'utilisation des contrôles qui, par définition, indiquent la bonne mesure, permet d'évaluer l'exactitude du test, et les éventuels biais dans le fonctionnement d'un test. Il faut savoir que l'exactitude d'un test est directement reliée à sa spécificité. Si un test ELISA n'est pas exact, il ne mesure pas le taux d'anticorps que l'on cherche à caractériser, il n'est donc pas spécifique.

Des chiens d'expérimentation, soumis à un environnement très contrôlé, nous ont fait figure de témoins négatifs. Ils n'ont jamais été en contact avec la bactérie sauvage, cependant certains d'entre eux ont été vaccinés il y a plusieurs années, et dans la mesure où nous ne connaissons pas la durée de l'immunité induite par le vaccin, il est difficile d'interpréter les résultats positifs des ELISA, obtenus chez certains de ces chiens. Pour choisir le témoin positif, nous avons sélectionné l'échantillon qui était le plus positif sur plusieurs tests répétés, qui donc possédait une concentration en anticorps la plus élevée en corrélation logique aussi avec les commémoratifs de l'animal. Cependant, dans cette étude, aucun animal n'a été diagnostiqué avec certitude comme ayant été atteint par la trachéobronchite infectieuse.

Pour ce faire, il aurait été intéressant de réaliser des lavages broncho alvéolaires avec mise en culture bactérienne, examen de choix pour confirmer ou infirmer une suspicion d'infection par *Bordetella bronchiseptica*. Cependant, même si la culture est considérée comme le "Gold standard" du diagnostic d'infection par *B. bronchiseptica*, sa fiabilité est à nuancer : une étude de Hans O. Hallander (Hallander 1999) a montré que la proportion de cas diagnostiqués par culture est de 55%, contre 45% par sérologie. Ce résultat peut être expliqué par de nombreux facteurs qui ont une influence sur la sensibilité de la culture : le mode de prélèvement, la technique de l'opérateur, le milieu de culture etc... Même quand les conditions sont optimales, la sensibilité de la culture peut être diminuée par le fait que le patient a pris des antibiotiques, par son statut immunitaire, par la durée de la maladie... (Hallander 1999)

Nous aurions aussi pu rechercher la présence de *B.bronchiseptica* par Polymérase Chain Réaction (PCR). Il s'agit de la technique avec la meilleure sensibilité, et qui prend un essor considérable (Hallander 1999). L'amplification en chaîne par polymérisation ou réaction en chaîne par polymérisation, est une méthode de biologie moléculaire d'amplification génique *in vitro*, qui permet de copier en grand nombre, une séquence d'ADN ou d'ARN connue, à partir d'une faible quantité d'acide nucléique, afin de le rendre détectable. Ainsi, à partir du moment où des séquences spécifiques d'acide nucléique de *B. bronchiseptica* sont connues, elles peuvent être recherchées par PCR et leur présence peut être mise en évidence de façon très spécifique. Il est possible de réaliser une PCR de recherche de *B.bronchiseptica* à partir d'un écouvillonnage (Jinyong, Xiaoli 2011). La sensibilité d'une PCR dépend des amorces choisies et de la portion de gène bactérien considéré ; une PCR avec comme cible la région du promoteur du gène de la toxine pertussique a une sensibilité de 95% ; en comparaison, la culture bactérienne ou la sérologie ont une sensibilité de respectivement 55% et 45% (Hallander 1999). De plus, cette technique a l'avantage de permettre la distinction entre la souche sauvage et la souche vaccinale de *Bordetella*, en choisissant des amorces spécifiques. Dans cette étude, cette seconde méthode aurait permis de compléter les résultats obtenus par les tests ELISA, et d'être plus précis sur notre valeur de la prévalence de la trachéobronchite infectieuse canine. De plus, chez les individus ayant été vaccinés et ayant un résultat ELISA positif, la PCR prend toute son importance pour permettre de savoir si ces individus ont effectivement été en contact avec la souche sauvage de la bactérie mais ont été protégés des signes cliniques par le vaccin, ou si la positivité du test n'est que le reflet de la réponse vaccinale (Ellis, Haine 2001). Cette information aurait été très intéressante à prendre en compte pour évaluer les vaccins contre *B. bronchiseptica*, et affiner les protocoles de vaccination.

Dans notre cas, la mise au point des ELISA, et en particulier l'évaluation des niveaux de sensibilité et spécificité de chacun des ELISA a été rendue possible grâce à des tests préliminaires sur les échantillons d'animaux dont nous avions une forte présomption qu'ils avaient contracté la maladie quelques semaines à quelques mois auparavant. En fonction des seuils de positivité obtenus, nous avons choisi arbitrairement un témoin positif et nous avons déterminé le seuil de positivité de façon à ce que cet échantillon soit toujours largement au dessus.

La seconde question qui survient lors de la réalisation d'un test ELISA est le choix des antigènes qui vont permettre la recherche des anticorps spécifiques reflet de l'infection par *B.bronchiseptica*. Nous avons exclu d'utiliser le LPS du fait de sa faible corrélation avec la présence de Bordetella et des signes cliniques (Chalker, Toomey 2003). Nous avons choisi d'utiliser la FHA et la PRN du fait de leur relative spécificité de *B. bronchiseptica* et de leur forte immunogénicité (Abramson, Kedem 2008 ; Nicholson 2009 ; Poulain-Godefroy 2008).

De façon plus générale, de nombreux facteurs peuvent modifier les mesures lors d'un test ELISA : les réactions croisées entre anticorps, l'existence de molécules endogènes ou de métabolites qui ont une structure similaire à celle des antigènes, ou les antécédents médicaux de l'animal, tels que la vaccination (Ellis, Haines 2001 ; Mattoo 2005 ; Hallander, 1999 ; Crowther, 2005 ; Dalby 2010).

2. Évaluation de la spécificité et de la sensibilité de nos tests ELISA

Pour valider la spécificité de notre ELISA basé sur la détection des anticorps spécifiques de l'antigène FHA, nous avons testé les sérums provenant de 10 chiens beagles d'expérimentation, maintenus en cage et n'ayant pas reçu de vaccin contenant la valence *B. bronchiseptica* depuis au moins 4 ans. Sur les 10 chiens testés, un des animaux présente un test ELISA FHA positif. Ce résultat positif peut s'expliquer soit par un manque de spécificité de notre ELISA (réaction croisée) soit par une persistance très longue des anticorps chez ce chien vacciné contre *B. bronchiseptica* en 2007.

Nous aurions pu mesurer la sensibilité analytique de nos tests ELISA en cherchant la dilution sérique pour laquelle les anticorps ne sont plus détectables. De même nous aurions pu mettre à l'épreuve la spécificité de notre test ELISA en testant le sérum d'un animal dont on connaissait le statut en anticorps, celui ci devant posséder des immunoglobulines avec une réactivité croisée. De ce fait, si notre test ne réagit pas face à un tel sérum, il est hautement spécifique pour les anticorps que nous considérons. Mais en pratique il est très difficile voire illusoire de trouver un échantillon qui nous permet d'évaluer la spécificité d'un test, nous nous sommes donc limité à une estimation de la sensibilité et de la spécificité comme décrit en début de partie 2 (Crowther 2005 ; Almanzar 2013)..

Si nous avions voulu aller plus loin nous aurions pu effectuer un test ELISA compétitif indirect. Dans ce test, un échantillon dont le taux en anticorps est connu sert de référence. On mélange à cet échantillon celui que l'on désire tester, puis on place le mélange obtenu dans un puits. Si les anticorps de l'échantillon à tester ont la même cible que ceux de l'échantillon pré titré, alors ils vont se fixer sur les antigènes de la plaque. Les anticorps secondaires doivent être spécifiques des anticorps de l'échantillon de référence, de manière à ce qu'ils s'y fixent exclusivement, révélant une coloration seulement lorsque les anticorps de l'échantillon de référence sont fixés aux antigènes du fond de plaque. Ainsi l'intensité de la coloration nous indique l'affinité des anticorps de l'échantillon testé pour l'antigène : plus la coloration est intense, moins les anticorps de l'échantillon à tester se sont fixés au fond de plaque. Ce test permet de préciser la spécificité et l'avidité des anticorps testés, c'est-à-dire la force de liaison entre l'anticorps et l'antigène (Crowther 2005 ; Almanzar 2013).

C. Évaluation de la pertinence de nos résultats

1. Prévalence de l'infection par *B. bronchiseptica*

Nos résultats nous ont permis d'établir que parmi un échantillonnage de 160 animaux, avec la recherche des anticorps anti-FHA, 21,25% des chiens ont été infecté par *B.bronchiseptica*, et 18,1% avec la recherche des anticorps anti-PRN. Ceci est cohérent avec les données de la littérature (Mochizuki, Yachi 2008). Cependant durant notre période de collecte, il y eu une épidémie de toux de chenil au sein du campus de l'ENVT, et comme une partie des prélèvements obtenus sont issus de chiens d'étudiants, nous pouvons supposer que la prévalence obtenue ici est supérieure à celle qu'elle aurait été sans cet épisode de la maladie (Cherry 2005).

2. Évolution de la prévalence de l'infection par *B. bronchiseptica* en fonction de l'âge des individus et hypothèses concernant les modalités de transmission de la maladie

Nos résultats suggèrent que la proportion de chiens PRN+/FHA+ augmente avec l'âge des animaux ; dans ce contexte, les jeunes animaux encore non immunisés sont les plus à risque (Green 2006 ; Nelson2009). Une étude de James D. Cherry sur les modalités de transmission de *B. bronchiseptica* chez le lapin a aussi montré que la prévalence de l'infection augmente avec l'âge des individus. Ainsi, il est possible que les anticorps produits en réponse à une infection à un moment donné de la vie de l'animal puissent être retrouvés pendant un long moment, qui peut-être se compte en années. Le fait que la proportion d'individus séropositifs augmente avec l'âge peut aussi s'expliquer par le fait que la bactérie est présente dans l'environnement et qu'elle génère des contacts répétés sans signes cliniques, mais qui maintiennent le niveau d'expression des anticorps protecteurs.

Des études concluent que chez le lapin, la circulation de la bordetellose s'effectue en majorité par le biais d'une proportion d'individus infectés de façon chronique qui sont porteurs de *Bordetella* pendant 2 à 3 mois après guérison clinique (Long 2010 ; Cherry 2005). Ces individus maintiennent un faible niveau d'infection endémique dans la plupart des populations (Cherry 2004 ; Iemura, Tsukatani 2009). Ceci expliquerait la circulation permanente de la toux de chenil, notamment dans les lieux où la densité d'animaux est importante. Voilà pourquoi nos résultats indiqueraient qu'une forte densité en animaux (ou des séjours prolongé en chenil) est un facteur de risque de la maladie. En effet, en cas de circulation de *B. bronchiseptica* au sein d'un chenil, 90% des animaux la contractent dans les 3 semaines (Chalker, Toomey 2003).

3. Paramètres de la réponse humorale conférée par la vaccination

Nos résultats tendent à montrer que la vaccination intra nasale ou sous cutanée contre *B. bronchiseptica* est une source d'anticorps anti-FHA et anti-PRN. La littérature va aussi en ce sens. Un article faisant état d'un vaccin recombinant constitué d'une protéine exprimée par E.coli alliant les domaines de la FHA et de la région II de la PRN, conclue à une protection de très haut niveau conférée par la vaccination sous-cutanée de cette protéine recombinante contre de multiples souches de *B. bronchiseptica* et *B. pertussis* (Zhao 2009 ; Jinyong 2011). La réponse vaccinale dirigée contre FHA et PRN semble même avoir une ampleur plus importante que la réponse induite par l'infection (Berbers2013).

a) Délai de mise en place de la réponse

Dans notre travail, très peu d'animaux sont séropositifs en deçà d'un délai d'un mois entre la vaccination et le prélèvement (respectivement 9%, 7.7% et 10%). Des études visant à comparer cinq tests ELISA pour établir un diagnostic clinique d'infection par *Bordetella pertussis* ou de réponse vaccinale ont utilisé comme témoins positifs des individus ayant eu un épisode de toux prolongé (plus de 21 jours) et des prélèvements entre 4 et 14 semaines après ces signes cliniques ont été effectués afin de rechercher la présence d'anticorps (Kösters 2000 ; Iemura 2009 ; Merrigan, Welch 2011). Ceci laisse à penser, en extrapolant à *B. bronchiseptica* chez le chien les conclusions issues des recherches sur *B. pertussis* chez l'homme, que le délai de mise en place de la réponse humorale que nous avons pu mettre en évidence est correct.

b) Durée de la réponse protectrice

La protection contre *B. bronchiseptica* est due à une immunité humorale de longue durée médiée par des IgG et se retrouve chez les individus ayant subi une vaccination contenant PRN ou FHA (Zhao 2009). L'administration mucosale ou sous-cutanée de FHA conduit à une immunostimulation générale, sans pour autant que la concentration en IgG sérique s'en retrouve augmentée, car la FHA a des propriétés adjuvantes qui provoquent une augmentation de la production d'immunoglobulines non spécifiques (Poulain-Godefroy, Vendeville 2008). Une autre étude de John A. Ellis et al. compare l'efficacité des vaccinations intranasale ou intra musculaire pour induire une protection contre *B. bronchiseptica* chez le chiot, et détermine s'il existe une corrélation entre la réponse humorale systémique ou mucosale et la protection conférée. Les chiots qui ont été vaccinés ont produit des anticorps à des concentrations plus élevées, après l'épreuve, que les chiots qui n'ont pas été vacciné. De plus, la vaccination, nasale ou systémique, a permis de prévenir l'apparition des signes cliniques de la toux de chenil. Une autre étude va plus loin et teste l'efficacité de chacun de ces vaccins en comparant la réponse humorale induite. Il apparaît que le taux d'IgG sérique chez les chiens vaccinés par voie intranasale est plus bas que celui des chiens vaccinés par voie systémique, même si le taux d'IgA sérique est bien plus important chez les chiens ayant eu le vaccin mucosal que chez les chiens témoins. Aucun des vaccins n'a d'effet constaté au niveau de la concentration en IgA ou IgG salivaire. L'étude n'a pas pu déterminer la durée de la protection induite par la vaccination (Ellis, Haine 2001 ; Ellis, Krakowka 2002; Poulain-Godefroy 2008).

Nos résultats suggèrent qu'elle est toujours présente jusqu'à un an post-vaccination chez une majorité d'individus. Elle est même susceptible de perdurer au-delà, auquel cas la proportion d'individus séropositifs pour PRN ou FHA qui augmente avec l'âge pourraient être le reflet d'une persistance des anticorps d'origine vaccinale, comme cela a été supposé pour expliquer la séropositivité du chien d'expérimentation qui n'avait eu aucun contact avec la bactérie mais avait été vacciné 4 ans auparavant.

Chez l'homme, les profils des réponses immunitaires mises en place après une vaccination ou une infection à *B. pertussis* sont différents, et divergent selon les études. En effet, selon une étude de Dalby et al, lors de vaccination, la demi-vie d'un anticorps est deux fois celle d'un anticorps produit lors d'infection. Ainsi il faut attendre au moins 2 ans après une infection à *B. pertussis* pour ne plus voir de trace sérologique de la toxine pertussique, contre 4 ans si l'individu a été vacciné (Dalby 2010). A l'inverse, les travaux de Berbers et al montrent que la cinétique de décroissance des anticorps anti toxine pertussique est plus rapide après vaccination qu'après infection naturelle (Berbers 2013). Ce point reste donc à approfondir, il est primordial pour comprendre l'épidémiologie de la maladie et adapter les protocoles vaccinaux.

Nos résultats suggèrent aussi, en accord avec la littérature qui présente *Bordetella bronchiseptica* comme l'élément pathogène majeur dans l'apparition des signes cliniques, que la vaccination contre le virus parainfluenza ne protège pas des signes cliniques de la maladie.

D. Discussion sur les différences entre les résultats escomptés et les résultats obtenus

Tous les résultats précédents sont cohérents avec les informations fournies par la littérature.

En revanche, il est important de noter :

1. Le cas des individus n'ayant pas présenté de signes cliniques mais ayant un résultat sérologique positif

- Pour 4 chiens PRN +, aucun facteur de risque particulier n'a pu être mis en évidence. Une étude de Sandra M. Hellwig et al. menée sur l'homme a montré que des individus ayant des concentrations élevées en anticorps anti-PRN sont peu susceptibles de développer une coqueluche clinique si elles sont exposées à *B.*

pertussis. Il semblerait que cette protection donnée par les anticorps anti PRN soit corrélée à l'activation des mécanismes de phagocytose, ce qui n'est pas retrouvé avec les anticorps anti-FHA par exemple (Hellwig 2003).

- Pour 4 chiens FHA +, aucun facteur de risque particulier n'a pu être mis en évidence. Ceci peut être expliqué par le fait que les anticorps anti-FHA ne sont pas très spécifiques : de ce fait, une réponse positive avec les anticorps anti-FHA nous donne avec un faible degré de certitude l'assurance que le sujet est réellement atteint par *B. bronchiseptica*. Ils peuvent être aussi le marqueur d'une infection à *Mycoplasma pneumoniae, Chlamydia pneumoniae, Haemophilus influenzae* non encapsulé, ou tout simplement d'autres *Bordetella*, comme *B. parapertussis* ou *B. pertussis*. Pour distinguer la souche de *Bordetella* à qui on a affaire, il peut être intéressant d'effectuer un immunoblot, qui permet de faire la différence entre les infections dues à *B. bronchiseptica, B. parapertussis* ou *B. pertussis* (Hallander 1999; Baughman, Bisgard 2004; Cherry 2004 ; Merrigan 2011). Dans une étude de Hans O. Hallander, des tests ELISA ont été réalisés pour rechercher la présence d'anticorps anti-toxine pertussique, anti-FHA, anti-PRN et anti-fimbriae simultanément, au sein d'une population de 1793 adultes et adolescents. Les résultats sont respectivement de 20%, 68%, 59% et 39%. Ils permettent de constater que les anticorps anti-PRN et à fortiori les anticorps anti-FHA ne sont pas spécifiques de *B. pertussis*, la bactérie ciblée dans l'étude, mais qu'ils sont aussi produits par l'organisme lors d'infections par d'autres pathogènes. Dans notre étude, il aurait été pertinent de prendre aussi en compte les anticorps anti-fimbriae, qui semblent être relativement plus spécifiques (Cherry 2004 ; Hallander, 1999). Nous avons tout de même utilisé 2 antigènes pour pallier ce biais. Nous avons pu constater que le fait de considérer simultanément les résultats des tests ELISA des 2 antigènes permet d'en augmenter la spécificité, ce qui a aussi été remarqué lors de tests ELISA effectués chez des individus infectés par *B. pertussis* : les résultats des tests qui prennent en compte à la fois la recherche des anticorps anti-toxine pertussique et anti-FHA sont plus spécifiques que ceux ne prenant en compte que ceux de la recherche d'anticorps anti-toxine pertussique (Merrigan 2011).

De façon plus générale, toutes ces incohérences apparentes entre les résultats des tests ELISA et l'historique clinique des animaux peut s'expliquer par le fait que les titres en anticorps anti *Bordetella* ne coïncident pas forcément avec une protection face à l'épreuve bactérienne (Hallander 1999 ; Chalker 2003 ; Kirimanjeswara 2003). Il existe une variabilité entre les individus en ce qui concerne la capacité à développer une réponse humorale efficace contre *B. bronchiseptica* qui peut expliquer que certains chiens aient un taux d'anticorps très élevé sans pourtant avoir présenté des signes cliniques de la maladie (Long et al. 2010). De nombreux individus asymptomatiques portent des bactéries dans leur arbre respiratoire (Chalker, Toomey 2003). Ainsi l'épidémiologie de l'infection par *B.bronchiseptica* est différente de l'épidémiologie de la maladie qu'elle provoque (Cherry 2009).

2. Le cas des individus ayant présenté des signes cliniques compatibles avec la TBIC mais ayant un résultat sérologique négatif

- Sur les 132 animaux ayant un ELISA PRN-, 14 animaux (11%) ont présenté des signes cliniques compatibles avec la TBIC dans les 2 mois qui ont précédé le prélèvement. Ceci peut être mis en relation avec le fait que la PRN est une des seules protéines de *Bordetella pertussis* à présenter des variations antigéniques, et des variants de cette protéine ont d'ailleurs été responsables d'épidémies durant les années passées (Hellwig 2003).

- Sur les 124 animaux ayant un ELISA FHA-, 15 animaux (12%) ont présenté des signes cliniques compatibles avec la TBIC dans les 2 mois qui ont précédé le prélèvement.

- Sur les 111 animaux ayant à la fois un ELISA FHA- et PRN-, 13 animaux (11.7%) ont présenté des signes cliniques compatibles avec la TBIC dans les 2 mois qui ont précédé le prélèvement.

Ces résultats peuvent s'expliquer par un portage latent de la bactérie : *B.bronchiseptica* peut persister des années dans les cavités nasales de son hôte, où les anticorps sériques ne peuvent pas agir (Poulain-Godefroy 2008).

En outre, de nombreux agents sont responsables de signes cliniques similaires à ceux de la bordetellose, qui sont, somme toute, assez frustes la plupart du temps. Par exemple, dans une étude, Masami Mochizuki et al. ont cherché la cause étiologique d'une infection du tractus respiratoire supérieur chez 68 chiens, et les agents mis en cause n'ont été caractérisés que pour 20 d'entre eux, ce qui laisse à penser que d'autres agents, inconnus à ce jour, sont responsables de trachéobronchites (Mochizuki, Yachi 2008).

De plus, selon les individus, les réponses immunitaires face à *B.pertussis* peuvent être différentes. Ainsi, 17% des sujets atteints de la coqueluche de façon certaine ne développent aucune réponse sérologique (ni IgG, ni IgA) contre la toxine pertussique, FHA, PRN ou fimbriae, contre 83% des sujets qui mettent en place une réponse immunitaire contre FHA, 79% contre PRN, 42% contre fimbriae, et 16% contre la toxine pertussique (Hodder, Cherry 2000). Nous retrouvons donc ce qui a déjà été mentionné plus faut : les anticorps anti-toxine pertussique sont les plus spécifiques (lorsqu'ils sont détectés chez un individu, la probabilité qu'il soit réellement atteint de la coqueluche est importante, cependant il est difficile de conclure lorsque le résultat du test est négatif). Cependant, *B. bronchiseptica* ne produit pas de toxine pertussique, voilà pourquoi les sérologies ont été effectuées avec la FHA et la PRN. Les anticorps anti-FHA sont moins spécifiques. La spécificité des anticorps anti-PRN et surtout celle des anticorps anti fimbriae semble là encore intermédiaire.

Les profils des anticorps développés contre B. pertussis sont aussi fonction de l'âge des individus : le niveau d'anticorps dirigés contre FHA et la toxine pertussique est plus bas chez les sujets de moins de 11 ans et de plus de 60 ans. Cela est à mettre en relation avec l'évolution du système immunitaire au cours de la vie : il est immature chez les jeunes sujets et subit certaines modifications chez les sujets âgés (Prince 2012).

Les résultats négatifs des tests peuvent aussi être le reflet d'individus chez qui le taux d'anticorps dirigé contre *B. bronchiseptica* n'est pas assez élevé pour justement empêcher les signes cliniques, ou le cas de figure où le prélèvement a été fait trop précocement pour que l'organisme ait mis en place une réponse humorale (Ellis, Anseeuw 2011).

Enfin, dans cette étude, nous nous sommes intéressé à *B. bronchiseptica* qui se loge dans le tractus respiratoire profond, où la protection spécifique de l'hôte est médiée généralement par des anticorps systémiques (dont les IgG), que nous avons recherché via les tests ELISA. Il ne peut pourtant pas être exclu qu'une partie de la réponse passe par des anticorps des muqueuses (IgA), indétectables pas notre test. Dans cette étude, nous n'avons donc pas pris en compte la réponse mucosale à l'infection par B. bronchiseptica. Cependant, les anticorps des muqueuses jouent un rôle majeur dans la protection contre la réinfection de l'arbre respiratoire profond (Hodder 2000 ; Ellis, Haine 2001 ; Kirimanjeswara 2003). Ainsi, il aurait été intéressant de doser les IgA dans la salive des chiens, afin d'obtenir ces données supplémentaires concernant la cinétique d'activation de la réponse humorale en réponse à l'infection (Brandtzaeg 2007).

CONCLUSION

La trachéobronchite infectieuse est une maladie multi factorielle courante chez le chien, et pourtant peu connue du grand public et des vétérinaires. Ces derniers ne proposent que rarement un panel vaccinal protecteur de la maladie, à savoir une valence contre *Bordetella bronchiseptica*, pathogène majeur qui détermine l'apparition des signes cliniques de la maladie. Très peu de travaux ont été réalisés pour mieux connaître l'épidémiologie de cette bactérie.

Cette étude séroépidémiologique s'attache à mieux cerner la prévalence de *B. bronchiseptica* chez le chien, et sa répartition au sein de la population. Elle a nécessité la mise au point d'un test ELISA pour les besoin de l'étude. Cette méthode sérologique a permis de mettre en évidence des facteurs de risque de l'infection, ainsi que d'évaluer le niveau de protection vaccinale induit par des vaccins sous-cutané ou intra-nasal.

Dans cette étude, sur un panel de 160 individus, la prévalence de l'infection par *B.bronchiseptica*, clinique ou silencieuse, est évaluée entre 18,1% et 21,25%. Elle est croissante avec l'âge de l'animal, car souvent, la bactérie est endémique à bas bruit au sein d'une population. Ceci explique le mode de propagation de la maladie. Les jeunes animaux sont les plus enclins à développer des signes cliniques lors de leur premier contact avec *B. bronchiseptica*, avant de développer une réponse à médiation humorale qui les protégera lors des contacts ultérieurs avec la bactérie. De ce fait, l'épidémiologie de l'infection par *B. bronchiseptica* est différente de l'épidémiologie de la maladie qu'elle provoque

Nous montrons que les séjours en chenils sont un facteur de risque de l'infection. Nos résultats indiquent aussi que la vaccination, aussi bien intra nasale que systémique, induit la production d'anticorps, et ces anticorps sont protecteurs car ils permettent de prévenir les signes cliniques de la toux de chenil, du moins lors d'un épisode d'épizootie. Les anticorps sont détectables dans le sang après un délai de trois semaines à un mois, et la durée de l'immunité qu'ils confèrent reste à ce jour inconnue.

De nombreuses questions restent en suspens ; malgré tout, la plupart de nos résultats sont en accord avec les travaux déjà effectués sur le sujet, ce qui est positif et motivant pour trouver des applications pratiques à cette étude épidémiologique : information au grand public et aux professionnels sur l'épidémiologie de la maladie, présentation des programmes de vaccinations…

REFERENCES BIBLIOGRAPHIQUES:

Abramson, T., H. Kedem, et al. (2008). "Modulation of the NF-kappaB pathway by Bordetella pertussis filamentous hemagglutinin." PLoS One3(11): e3825.

Almanzar G., Ottensmeier B., Liese J., Prelog M. (2013) "Assessment of IgG avidity against pertussis toxin and filamentous hemagglutinin via an adapted enzyme-linked immunosorbent assay (ELISA) using ammonium thiocyanate", Journal of Immunological Methods387 (1-2):36-42

Baughman, A. L., K. M. Bisgard, et al. (2004). "Establishment of diagnostic cutoff points for levels of serum antibodies to pertussis toxin, filamentous hemagglutinin, and fimbriae in adolescents and adults in the United States." Clin Diagn Lab Immunol11(6): 1045-1053.

Berbers G.A.M, Van de Wetering M.S.E., van Gageldonk P.G.M., Schellekens J.F.P., Versteegh F.G.A., Teunis P.F.M. (2013). "A novel method for evaluating natural and vaccine induced serological responses to *Bordetella pertussis* antigens"Vaccine31(36) : 3732–3738

Binns, S. H., A. J. Speakman, et al. (1998). "The use of pulsed-field gel electrophoresis to examine the epidemiology of Bordetella bronchiseptica isolated from cats and other species." Epidemiol Infect120(2): 201-208.

Bonagura, J. D. (2009). Kirk's Current veterinary therapy XIV,Elsevier: p.646-650.

Brandtzaeg P. (2007). "Do salivary antibodies reliably reflect both mucosal and systemic immunity?" Ann N Y Acad Sci. 1098:288-311

Chalker, V. J., C. Toomey, et al. (2003). "Respiratory disease in kennelled dogs: serological responses to Bordetella bronchiseptica lipopolysaccharide do not correlate with bacterial isolation or clinical respiratory symptoms." Clin Diagn Lab Immunol10(3): 352-356.

Cherry, J. D. (2005). "The epidemiology of pertussis: a comparison of the epidemiology of the disease pertussis with the epidemiology of Bordetella pertussis infection." Pediatrics115(5): 1422-1427.

Cherry, J. D., S. J. Chang, et al. (2004). "Prevalence of antibody to Bordetella pertussis antigens in serum specimens obtained from 1793 adolescents and adults." Clin Infect Dis39(11): 1715-1718.

Crowther, J. R. (2005). "Elisa Theory and Practice." Methods in Molecular Biology42

Crowther, J. R (2009). "The ELISA Guidebook Second Edition." Springer Protocols.

Dalby, T., J. W. Petersen, et al. (2010). "Antibody responses to pertussis toxin display different kinetics after clinical Bordetella pertussis infection than after vaccination with an acellular pertussis vaccine." J Med Microbiol59(Pt 9): 1029-1036.

Ellis, J., E. Anseeuw, et al. (2011). "Seroepidemiology of respiratory (group 2) canine coronavirus, canine parainfluenza virus, and Bordetella bronchiseptica infections in urban dogs in a humane shelter and in rural dogs in small communities." Can Vet J52(8): 861-868.

Ellis, J. A., D. M. Haines, et al. (2001). "Effect of vaccination on experimental infection with Bordetella bronchiseptica in dogs." J Am Vet Med Assoc218(3): 367-375.

Ellis, J. A., G. S. Krakowka, et al. (2002). "Comparative efficacy of an injectable vaccine and an intranasal vaccine in stimulating Bordetella bronchiseptica-reactive antibody responses in seropositive dogs." J Am Vet Med Assoc220(1): 43-48.

Green, C. E. (2006). Infectious diseases of the dog and cat, third edition: p. 54 - 61.

Gyles C.L., J. F. P., J.G. Songer, C.O. Thoen (2004). "Pathogenesis of bacterial infections in animals." third edition, Blackwell Publishing: p. 259 - 267.

Hallander, H. O. (1999). "Microbiological and serological diagnosis of pertussis." Clin Infect Dis28 Suppl 2: S99-106.

Haut Conseil de la Santé Publique, commission spécialisée sécurité sanitaire – comité technique des vaccinations, (2005) Rapport relatif à la conduite à tenir durant un ou plusieurs cas de coqueluche

Haut Conseil de la Santé Publique, commission spécialisée Maladies transmissibles, (2014) Avis relatif à la stratégie vaccinale contre la coqueluche chez l'adulte dans le cadre du cocooning et dans le cadre professionnel

Hellwig, S. M., M. E. Rodriguez, et al. (2003). "Crucial role of antibodies to pertactin in Bordetella pertussis immunity." J Infect Dis188(5): 738-742.

Hijnen, M., F. R. Mooi, et al. (2004). "Epitope structure of the Bordetella pertussis protein P.69 pertactin, a major vaccine component and protective antigen." Infect Immun72(7): 3716-3723.

Hodder, S. L., J. D. Cherry, et al. (2000). "Antibody responses to Bordetella pertussis antigens and clinical correlations in elderly community residents." Clin Infect Dis31(1): 7-14.

Iemura, R., R. Tsukatani, et al. (2009). "Simultaneous analysis of the nasal shedding kinetics of field and vaccine strains of Bordetella bronchiseptica." Vet Rec165(25): 747-751.

Inatsuka, C. S., Q. Xu, et al. (2010). "Pertactin is required for Bordetella species to resist neutrophil-mediated clearance." Infect Immun78(7): 2901-2909.

Jinyong, Z., Z. Xiaoli, et al. (2011). "Fusion expression and immunogenicity of Bordetella pertussis PTS1-FHA protein: implications for the vaccine development." Mol Biol Rep38(3): 1957-1963.

Keil DJ, Fenwick B. (1998). "Role of Bordetella bronchiseptica in infectious tracheobronchitis in dogs". J Am Vet Med Assoc. 212(2):200-7.

Kirimanjeswara, G. S., P. B. Mann, et al. (2003). "Role of antibodies in immunity to Bordetella infections." Infect Immun71(4): 1719-1724.

Kösters K, Riffelmann M, Dohrn B, von König CH (2000). "Comparion of five commercial enzyme-linked immunosorbent assays for detection of antibodies to Bordetella pertussis". Clin Diagn Lab Immunol.7(3):422-6.

Long, G. H., D. Sinha, et al. (2010). "Identifying the age cohort responsible for transmission in a natural outbreak of Bordetella bronchiseptica." PLoS Pathog6(12): e1001224.

Mattoo, S. and J. D. Cherry (2005). "Molecular pathogenesis, epidemiology, and clinical manifestations of respiratory infections due to Bordetella pertussis and other Bordetella subspecies." Clin Microbiol Rev18(2): 326-382.

Merrigan, S. D., R. J. Welch, et al. (2011). "Comparison of Western immunobloting to an enzyme-linked immunosorbent assay for the determination of anti-Bordetella pertussis antibodies." Clin Vaccine Immunol18(4): 615-620.

Mochizuki, M., A. Yachi, et al. (2008). "Etiologic study of upper respiratory infections of household dogs." J Vet Med Sci70(6): 563-569.

Nelson R.W.,Couto C. G. (2009). "Small animal internal medicine fourth edition", Mosby Elsevierp. 54 - 61.

Nicholson, T. L., S. L. Brockmeier, et al. (2009). "Contribution of Bordetella bronchiseptica filamentous hemagglutinin and pertactin to respiratory disease in swine." Infect Immun77(5): 2136-2146.

Peters, J. H., H. B. (1992). "Monoclonal Antibodies." Springer – Verlab.

Poulain-Godefroy, O., C. Vendeville, et al. (2008). "Bordetella pertussis filamentous hemagglutinin delivered by mucosal routes enhances immunoglobulin levels in serum and mucosal fluids." FEMS Immunol Med Microbiol54(1): 129-136.

Prince H.E, Lieberman J.M. and Cherry J.D. (2012). "Age-Related Differences in Patterns of Increased *Bordetella pertussis* Antibodies". Clin Vaccine Immunol. 19(4): 545–550.

Quinn P.J., B. K. M., D.Maguire (2003). "Concise review of veterinary microbiology." Blackwell publishing: p.50-52.

Quinn P.J., B. K. M., M.E.Carter, W.J.Donnelly, F.C.Leonard (2002). "Veterinary microbiology and microbial disease." Blackwell Science: p.155-159.

Wells T. J., Jai J. Tree, Glen C. Ulett& Mark A. Schembri (2007). "Autotransporter proteins: novel targets at the bacterial cell surface"FEMSMicrobiolLett274 : 163–172

Zhao, Z., Y. Xue, et al. (2009). "Immunogenicity of recombinant protective antigen and efficacy against intranasal challenge with Bordetella bronchiseptica." Vaccine27(18): 2523-2528.

ANNEXE : questionnaire de renseignement rempli par le propriétaire au moment du prélèvement

Etude sur la prévalence de la trachéobronchite infectieuse canine en Midi Pyrénées :

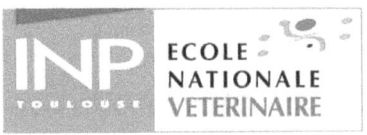

Nom du chien :

N° de lot du vaccin :

N° d'enregistrement à reporter sur le tube : Année/ mois/jour/ n° du chien fait au cours de la journée (par exemple : 2011 02 15-002) :

INFORMATIONS GENERALES				
Race/Type de chien :	Age de l'animal: Moins de 3 mois	Entre 3 mois et 2 ans	Entre 2 ans et 10 ans	Plus de 10 ans
Circonstances et lieu d'acquisition :				
Elevage	Animalerie		Particulier	Adoption
Age d'acquisition du chien :				

HISTORIQUE VACCINAL DE L'ANIMAL				
Vaccinations régulières	Vaccinations non régulières mais effectuées au moins lors de la jeunesse de l'animal		Animal non vacciné	
Si l'animal a été vacciné (ne serait ce qu'une fois), veuillez préciser par lesquels de ces vaccins :				
CHP	Para influenza virus (Pi)	Bordetella bronchiseptica (Bb)	Leptospirose (L)	Rage (R)
		Injection | Intranasal		
Date et valence de la 1ère vaccination :		Date et valence du dernier rappel :		
Vermifugation tous les…				
..3mois	…6 mois | …9 mois	…les ans	Jamais	
Moins de 3 mois	Entre 3 mois et 2 ans	Entre 2 ans et 10 ans	Plus de 10 ans	
Alimentation : Précisez le nom de l'aliment que vous utilisez pour votre animal (ex: Croquettes royal canin pour chien adulte médieum stérilisé, ration ménagère…)				

MODE DE VIE : (plusieurs propositions possibles)	Extérieur		Intérieur avec un autre chien	Intérieur sans autre chien
	Sortie en laisse		Côtoiement d'autres animaux lors des sorties	
Pratiquez-vous avec votre animal :				
Agility	Expositions canines	Education canine	Chasse en meute	Autre (veuillez préciser) :
Non	Si oui, veuillez préciser la date du dernier rassemblement :			

HISTORIQUE MEDICAL DE L'ANIMAL			
Est-il sous traitement ?		Non	Si oui, lequel ?
Avez-vous remarqué …			
…un épisode de toux et d'éternuements ?		…un écoulement nasal ou oculaire ?	
Si oui, l'épisode a-t-il débuté…			
…il y a moins de 15 jours ?	…entre 15jours et un mois ?		…il y a plus d'un mois ? (à préciser éventuellement…)
Votre chien a-t-il déjà été soigné pour la trachéobronchite infectieuse ?	Ne sais pas	Non	Si oui, quand ?

SEJOURS EN COLLECTIVITE (chenil)				
Fréquence des séjours	Une fois par mois ou plus	Une fois par mois à 2 fois par an	Moins d'une fois par an	Jamais
Durée de séjour dans le chenil ?	Moins d'une semaine	Entre une semaine et 3 semaines	Plus de trois semaines	
Date du dernier séjour :				
Conditions exigées à l'entrée ?	Que les vaccinations soient à jour ?		Non	Si oui, lesquelles ?
	Autres conditions :			
Département où se situe le chenil ?				
Type de chenil :				
Cages individuelles complètement isolées du contact des autres chiens	Cages individuelles permettant un contact restreint avec d'autres chiens			Cages collectives

VOYAGES		
Déplacements en France : vers quelle région ?	Date du dernier déplacement :	Pas de déplacement en France
Voyages à l'étranger : Vers quel pays ?	Date du dernier voyage :	Pas de voyage à l'étranger

Autres remarques ou commentaires :

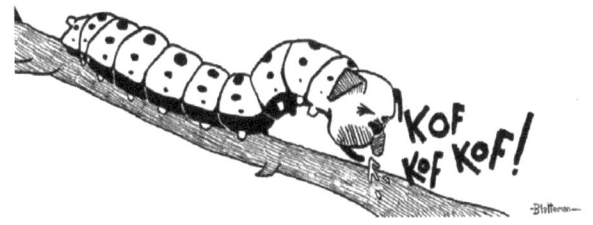

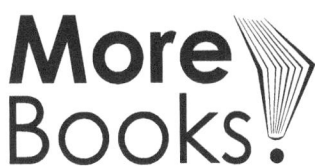

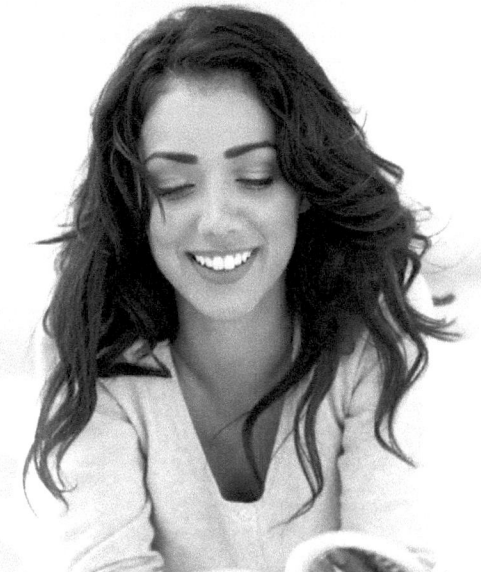

Oui, je veux morebooks!

I want morebooks!

Buy your books fast and straightforward online - at one of the world's fastest growing online book stores! Environmentally sound due to Print-on-Demand technologies.

Buy your books online at
www.get-morebooks.com

Achetez vos livres en ligne, vite et bien, sur l'une des librairies en ligne les plus performantes au monde! En protégeant nos ressources et notre environnement grâce à l'impression à la demande.

La librairie en ligne pour acheter plus vite
www.morebooks.fr

VDM Verlagsservicegesellschaft mbH
Heinrich-Böcking-Str. 6-8　　　　　　　　　　　info@vdm-vsg.de
D - 66121 Saarbrücken　　Telefax: +49 681 93 81 567-9　　www.vdm-vsg.de

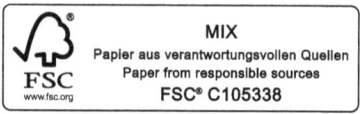

Printed by Books on Demand GmbH, Norderstedt / Germany